dtv

Genügend Energie vorausgesetzt, sind wir alle Wutbürger. Gründe für Ärger und Aufregung gibt es schließlich überall. Allerdings stehen zornige Gedanken einem erholsamen Schlaf im Wege. Doch es gibt Möglichkeiten, trotz aller Rage in den Tiefschlaf zu finden. Das Beispiel prominenter Wutbürger belegt dies eindrucksvoll. Dietmar Bittrich verrät die Einschlaftricks der Revolutionäre, der edlen Rächer und der Rosenkrieger. Er erzählt von den Schlafgewohnheiten ruhmreicher Teenage Rebels von James Dean bis Eminem, von aufopfernd Wütenden wie Jeanne d'Arc und Lady Di, professionellen Protestlern von Spartakus bis Julian Assange, all den Kämpfern, Sturmläufern und Künstlern des Krawalls. Alle, die vor Groll oder Enthusiasmus nicht schlafen können, finden in diesem Buch Begleitung, Trost und Tricks von preisgekrönten Teilnehmern am globalen Aufstand der Anständigen.

Dietmar Bittrich lebt als Autor in Hamburg und schrieb mehrere Bestseller, darunter ›Das Gummibärchen Orakel‹ und ›Alle Orte, die man knicken kann‹. Hamburger Satirikerpreis. Bei dtv erschienen unter anderem ›Böse Sprüche für jeden Tag‹, ›Böse Sprüche für Sie & Ihn‹, ›Böse Sterne‹ und ›Einschlafbuch für Hochbegabte‹.

Dietmar Bittrich

Einschlafbuch für Wutbürger

Deutscher Taschenbuch Verlag

Von Dietmar Bittrich sind im
Deutschen Taschenbuch Verlag außerdem lieferbar:
Böse Sprüche für jeden Tag (20676)
Böse Sprüche für Sie & Ihn (20761)
Wie man sich und anderen das Leben schwer macht (20951)
Der bitterböse Weihnachtsmann (21027)
Böse Sterne (21104)
Das Osterkomplott (21126)
Einschlafbuch für Hochbegabte (21267)

**Ausführliche Informationen über
unsere Autoren und Bücher
finden Sie auf unserer Website
www.dtv.de**

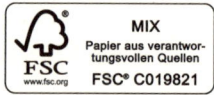

Originalausgabe
© 2012 Deutscher Taschenbuch Verlag GmbH & Co. KG, München
Das Werk ist urheberrechtlich geschützt. Sämtliche,
auch auszugsweise Verwertungen bleiben vorbehalten.
Umschlagkonzept: Balk & Brumshagen
Umschlagbild: Markus Spang nach einer Idee von Lisa Helm
Innenillustrationen: Markus Spang
Satz: Greiner & Reichel, Köln
Druck und Bindung: Druckerei C. H. Beck, Nördlingen
Gedruckt auf säurefreiem, chlorfrei gebleichtem Papier
Printed in Germany · ISBN 978-3-423-34716-7

Inhalt

Am Bauzaun der Nacht

Zum Wutbürger wurde ich bereits als Kind. Damals war ich dem Diktat undemokratischer Machthaber unterworfen. Sie regierten willkürlich, trafen ihre Entscheidungen ohne Rücksprache mit uns; und selbst wo uns Mitsprache eingeräumt wurde, mussten meine Geschwister und ich erfahren, dass unsere Argumente übergangen wurden. Von einem Dialog auf Augenhöhe konnte keine Rede sein. Wir hatten nicht die gleichen Rechte wie die Herrschenden, die von uns nicht einmal demokratisch gewählt worden waren. Deshalb wurden wir regelmäßig wütend.

Meine Auflehnungen endeten gewöhnlich in einer lichtlosen Besenkammer, wo ich zwischen Eimern und Wischmopp in einem Aroma von Bohnerwachs zur Besinnung kommen sollte. Mein Bruder wurde seltener zur Dunkelhaft verurteilt. Das lag daran,

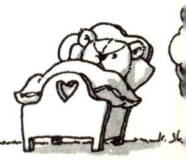

dass seine Wut anders verlief. Wenn ich rumpel-stilzchenhaft tobte, verbarrikadierte er sich im eisigen Schweigen des Rechthabers; sein Gesicht war weiß und klar wie das eines Erzengels, der notfalls über ein flammendes Schwert verfügt. Es gab noch einen Unterschied: Nachdem ich tagsüber wütend herumgetobt hatte, konnte ich abends mühelos einschlafen. An meinem Bruder nagte die Demütigung; er lag wach und schmiedete Ausbruchspläne. Meine Schwester brach auf dem Gipfel ihrer Wut in Schluchzen aus; sie besaß die Gabe, sich in den Schlaf zu weinen.

Es gab, lernte ich damals, mehrere Arten von Wut und mehrere Wege, wieder zur Ruhe zu kommen. Gelegenheit zur Vertiefung dieser Einsicht bot sich ein paar Jahre später auf sogenannten Latschdemos, die unter Polizeischutz durch abgesperrte Straßen führten; bald auch in gecharterten Bussen, die mich und Gleichgesinnte an die Orte von Demonstrationen, Besetzungen und Straßenschlachten chauf-

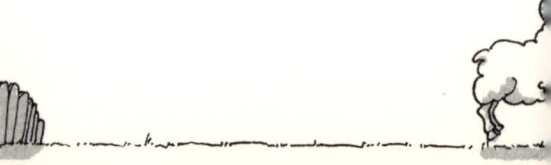

fierten. Es gab Protestler, die sich die gesamte Fahrt über ereiferten, am Ankunftsort jedoch erschöpft in Schlaf fielen und im Bus schnarchten, bis wir zurückkehrten. Andere hatten sich noch mit geschwollenen Stirnadern vollkommen im Griff und vermochten in greller Empörung folgerichtig zu argumentieren; mit dem Argumentieren hörten sie auch auf der Rückfahrt nicht auf, während wir entkräftet und durchnässt ins Vergessen sanken.

Damals begann ich mir Notizen zu machen zu einer Typologie des Aufbegehrens. Allmählich merkte ich mir auch, wie die unterschiedlich wütenden Charaktere wieder zur Entspannung fanden und Kraft schöpften zum erneuten Aufstand. Dem romantischen Rebellen war am besten mit einer Affäre geholfen. Dem Charismatiker dadurch, dass er Gefolgsleute sammelte. Der kalkuliert Entrüstete fand seinen Frieden in der Gewissheit, die Moral der Welt gerettet zu haben. Die Verzweifelten entspannten sich, wenn sie eine Kerze angezündet und das Schild »Warum«

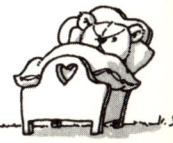

aufgestellt hatten. Die Rächer unter den Protestlern, die für den gesammelten Groll ihres Lebens endlich einen greifbaren Gegner geortet hatten, mussten mit ihrer Wut jemanden treffen, und zwar physisch, wenigstens mit einem Schuh, um Ruhe zu finden.

Daneben gab es Unberechenbare, die etwas Dunkles bekämpften und deren Schlaf etwas Brütendes hatte. Schließlich Enthusiasten, denen der Protest einfach Spaß machte; er hob ihr Lebensgefühl, sodass sie sich nach einem erfolgreichen Kampftag zufrieden im Bett aalten. Zu ihnen gehörte ich. Damals lernte ich auch, dass man die eigene Wut am besten in *Zorn* umtaufte, noch besser in *gerechten* Zorn. Das veredelte den Impuls und verlieh ihm göttliche Macht und antike Größe. Fußballfans, die Absperrungen durchbrachen und Stadionbänke zerlegten, waren sinnlos gewalttätig. Meine Gefährten und ich, die Absperrungen durchbrachen und Zäune zerlegten, handelten im Einklang mit einem höheren Sinn und im Auftrag der Weltgeschichte.

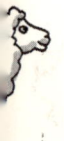
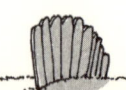
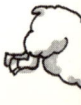

Der Therapeut, den ich mit Anfang dreißig aufsuchte, ließ dergleichen Unterschiede nicht gelten. Er hielt für Verbrämung, was ich von der reinen Gesinnung der Protestkultur berichtete, und beharrte darauf, dass ich mit den Antrieben meiner Aggressivität in Kontakt käme; von heiligem Zorn war nicht die Rede. Er ließ mich auf Matratzen der Stauchhärte 3 herumspringen und gegen ein strohgefülltes Kissen boxen, das er mit beiden Händen festhielt. Was mir anfangs albern schien, tat mir beinahe so gut wie die Einsätze gegen Globalisierung und Endlagerung; nur war diese Art Wutbürgertum teuer, und kein Journalist zollte ihm Aufmerksamkeit. Vorübergehend tröstete ich mich und machte mir den behäbigen Fontane-Spruch zu eigen: Wer mit neunzehn kein Revolutionär ist, hat kein Herz; wer mit vierzig immer noch einer ist, hat keinen Verstand. Ich setzte mich im Buddhismus zur Ruhe.

Im buddhistischen Zorn-Sutra werden Rage, Groll und Wut auf einen einfachen Nenner gebracht:

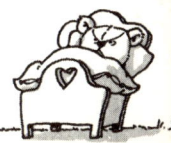

»Zorn bricht aus, wenn dir etwas verweigert wird, was du haben möchtest; oder etwas dir genommen wird, was du behalten willst.« Einem Kind, das sich vor der Supermarktkasse schreiend auf dem Boden wälzt, wird die Süßigkeit verweigert, die es haben will; nun, mit dieser wutbürgerlichen Protestaktion, bekommt es sie vielleicht doch. Einer Familie, die eine Jugendstilvilla bewohnt, wird durch eine neue Einflugschneise genommen, was sie behalten wollte, nämlich ihre Ruhe; es sei denn, sie schließt sich mit anderen zusammen und entdeckt die Wonnen des Widerstands. Das ist mit jeder Weltanschauung vereinbar. Der beliebteste Friedensnobelpreisträger, der Dalai Lama, bezeichnet sich selbst als jähzornig. Und sein Zorn ist nicht nur jäh. Mit gnadenlosem Ingrimm hat er jene verfolgen lassen, die den von ihm exkommunizierten alten Heiligen Dorje Shugden weiter verehren wollten.

Auch die Friedlichsten können Wutbürger sein oder werden. Ich fand die Aufregung um den Bahn-

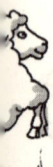
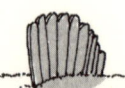

hof in Stuttgart reichlich übertrieben, bis ich erfuhr, dass mein Lieblingskopfbahnhof, derjenige in Hamburg-Altona, abgerissen werden soll – zugunsten eines weit entfernt geplanten Durchgangsbahnhofs. Eigentlich hatte ich meinen Frieden mit der Welt gemacht. Nun bin ich wieder Wutbürger. Zunächst im Stillen, denn die Abrissbirne ist noch nicht gesichtet worden. Insgeheim hoffe ich, dass kampferprobte Helden aus Stuttgart oder vermummte Profi-Streetfighter angereist kommen und die Sache ausfechten, damit ich nicht selbst ranmuss.

Das Wort »Wutbürger« hat ein Reporter namens Dirk Kurbjuweit erfunden. Ein wenig abschätzig beschrieb er damit eine Erscheinung der alternden Gesellschaft: Der Bürger wird wütend, wenn ein anstehender Wandel ihn beunruhigt. Wenn Bäume gefällt werden in einer Straße, in der er gern spazieren geht. Wenn er eine Umleitung fahren soll, weil etwas errichtet wird, das er nicht benötigt. Wenn ihm die Fernsicht verbaut wird. Wenn sich der Geräuschpegel

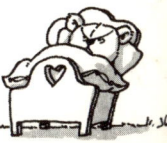

erhöht. Dann wird der Bürger zornig, denn ihm nützen die Neuerungen nicht mehr. Er möchte seine Annehmlichkeiten behalten. So wie er sich eingerichtet hat im Leben, so soll es bleiben. Jetzt, da Veränderungen drohen, muss er rasch einen raren Vogel finden oder eine bedrohte Pflanze, um seinem Protest einen gemeinnützigen Anstrich zu verleihen.

Ist daran etwas verkehrt? Ich finde es nachvollziehbar. Auf dem Planungsgebiet des völlig überflüssigen neuen Bahnhofs habe ich gerade eine interessante Wasserkresseart entdeckt sowie mehrere schützenswerte Ameisenhaufen. Eine Familie Wachtelkönige sowie eine Zucht Juchtenkäfer habe ich bereits beim World Wild Life Fund bestellt. Ich werde sie aussetzen. Der Naturschutzbund ist informiert. Der Reporter Kurbjuweit, der persönlich von dergleichen Strukturmaßnahmen nicht betroffen ist, will beobachtet haben: »Der Wutbürger denkt an sich, nicht an die Zukunft seiner Stadt.« Der Wutbürger »verpflichtet sich nicht, sondern macht sein Ding«.

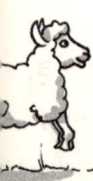

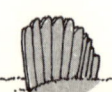

Ich fühle mich treffend beschrieben. »Was wird aus meinem Land, ist eine Frage, die sich Bürger stellen«, glaubt dieser Reporter. »Was wird aus mir, ist die Frage, die sich Wutbürger stellen. Wird diese Frage nicht befriedigend beantwortet, verliert er die Gelassenheit.« Stimmt. Aber das ist noch nicht die ganze Wahrheit. Der Wutbürger möchte nicht nur wütend werden und humanitäre Gründe dafür geltend machen. Er möchte auch noch gut schlafen!

Der Historiker Götz Aly tadelte: »Der Wutbürger will fliegen, aber keinen Fluglärm; er will Ökostrom, aber kein Windrad im Blick; er schimpft auf ›die Abzocke‹ der Krankenkassen und Pharmakonzerne, rennt aber durchschnittlich 17-mal pro Jahr zum Arzt. Der Prenzlauer-Berg-Wutbürger möchte in einer äußerlich angegammelten, im Inneren exklusiven Gegend wohnen und keinesfalls eine Straßenbahnhaltestelle vor der Tür oder eine Schule in Hörweite seines Dachgärtchens.« Herrlich, ja! So soll es sein! So soll es bleiben! Das ist die Idylle, die Spitzweg gemalt hat!

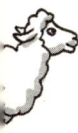
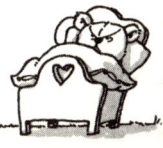

Übrigens Carl Spitzweg – dieser Romantiker konnte ebenfalls böse werden, sehr böse, wenn sein Frieden bedroht war. Zahlreiche Wutbriefe an Nachbarn, Handwerker und bauende Behörden sind von ihm überliefert. Ihm stand noch nicht die wundertätige Palette der Anti-Globalisierungs-, Öko- und Welterbe-Argumente zur Verfügung, um seinen Feldzug zu unterfüttern. Doch mit dem schützenswerten Stadtbild Münchens hat er damals schon zugkräftig argumentiert. Was noch interessant ist: Wenn ihn etwas so sehr wurmte, dass er keinen Schlaf fand, setzte er sich bei Nacht auf und brachte die Beschwerde in fliegenden Zügen zu Papier. Schon war er ruhiger. Wenn die Nerven danach immer noch vibrierten, drückte er sein Siegel auf den Brief, stieg die Treppe seines hohen Hauses hinunter und wanderte zum Nachtkurier, um das Schreiben abzugeben. Fort damit. Erledigt. Das war es. Nun kam er zur Ruhe. Nun schlummerte er in Frieden.

Diese Methode funktioniert nicht bei allen. Ich

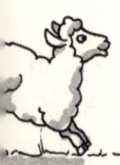
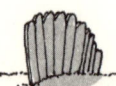

habe die Kapitel dieses Buches eingeteilt nach den unterschiedlichen Wut-Typen – nach ihrer Art, mit Ärger, Zorn, Verdruss und Kampfhormonen zurechtzukommen, erst zu toben, dann sich selbst zu beschwichtigen und den Ärger zu transformieren. Rüpelmime Klaus Kinski kam nachts nicht zur Ruhe, wenn er nicht einmal am Tag krachend ausgerastet war. Tobsuchtsanfälle taten ihm gut. Ebenso dem Philosophen Arthur Schopenhauer. Dieser Tiefdenker arbeitete auffallend konzentriert und schlief besonders erholsam, wenn er zuvor mal so richtig in Rage geraten war. Bestens dokumentiert ist ein Wutausbruch, zu dem ihn das endlose Geplapper einer Nachbarin anstachelte. Er warf sie die Treppe hinunter. Anschließend legte er sich befriedigt aufs Ohr.

Gewöhnlich ist es schwierig, mit Wut einzuschlafen. Das Blut ist noch in Wallung, das Herz pocht, aufgeregte Gedanken und Bilder wirbeln über die Leinwand. Selbst wenn die Empörung schon Stun-

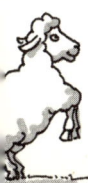
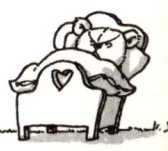

den zurückliegt. Liz Taylor, ganz Diva, geriet bei Dreharbeiten regelmäßig außer sich und lieferte sich Gefechte mit Regie und Kollegen; hatte sie sich beruhigt, durfte weitergedreht werden; dann herrschte Frieden. Gegen Mitternacht jedoch, im privaten Schlafgemach, wenn das Licht gelöscht war, kehrten die Streitgegner als irrlichternde Fratzen zurück. Dann erhob sich die *Dame of the British Empire* und wanderte durch Haus und Garten, oft stundenlang, bevor die Rachegeister sich in Müdigkeit auflösten. Schneller ging es zuweilen im Winter. Bei roter Alarmstufe rollte sich die imperiale Dame nackt durch den Schnee. Das half sofort. Augenscheinlich leitete das kalte Prickeln die gereizte Spannung ab. Wir geben den Tipp gern weiter – bevorzugt an Leute, denen wir bei der Nachahmung zusehen wollen (»Liz Taylor wurde dafür geadelt!«).

Rapper Eminem, als Krawallguru mehrfach preisgekrönt, benötigte zwischen dem letzten Zornesausbruch des Tages und dem Einschlafen einen Cocktail

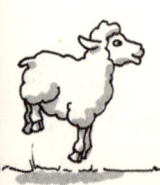
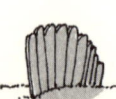

schillernder Beruhigungsmittel – bis er in der Rehab-Klinik mit einer schonenderen Alternative, progressiver Muskelrelaxation, vertraut gemacht wurde. »Es ist verdammt schwer, zugleich wütend zu sein und zur Ruhe zu kommen.«

Genau darum geht es in diesem Buch. Um das Zur-Ruhe-Kommen. Die Wut stellt sich von selber ein. Ausreichend Anlass für Ärger, Verdruss, Empörung gibt es immer, gab es seit jeher, wird es immer geben, solange Züge zu spät kommen und Behörden herrschen, solange es Service-Hotlines, Computerprogramme, andere Verkehrsteilnehmer, Verwandte und Nachbarn gibt. Oder, mit dem Wutexperten Schopenhauer gesagt, solange es ein Subjekt gibt (das Ich) und Objekte (sperrige Gegenstände, sperrige Leute), die sich der Wunscherfüllung entgegenstemmen.

Warum ein ärgerlicher Anlass mal von Verstand und Gefühl außer Acht gelassen, ein andermal erregt aufgegriffen wird und zur Explosion führt, lässt sich

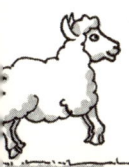

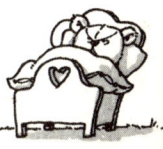

nicht vollständig klären. Das ist auch nicht nötig. Es genügt, dass Wut sich zuverlässig einstellt. Erstens ist sie gesund. Sie fördert die Durchblutung, trainiert die Gefäße und stärkt das Immunsystem. Zweitens macht sie erfinderisch und kreativ, vorübergehend auch mal wohltuend blind. Drittens ist sie in jedem Fall ein Event im Jahrmarkt des Lebens – ob als langsam sich steigernder Groll oder als jäher Zorn und donnernder Ausbruch, über den sich die ganze Straße freut.

Mit den Jahren haben einige von uns die organisierte Entrüstung schätzen gelernt, Aufgebrachtheit in der Gruppe mit Marschieren und Anfassen, Sprechchören am Bauzaun und vor Bankfilialen, mit Blockadesitzen, selbstgemalten Plakaten und Regenjacken gegen Wasserwerfer. Das ist eine Form der Wut, die – für Sensible in Kombination mit Trauer – vom Kindergartenalter bis zur Demenz genießbar ist. Mit dem Genießen ist es natürlich so eine Sache. Wir wollen uns keine Schmerzen einhandeln, auch keine

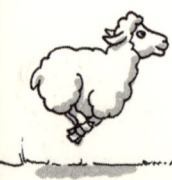
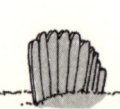

Regressforderungen. Wir wollen nicht inhaftiert werden, es sei denn, Kameras sind dabei und wir bekommen Lob für zivilen Ungehorsam.

Das Dilemma ist – und da beginnen die Schlafschwierigkeiten –, dass Wut so selten ein Genuss ohne Reue ist. In der Natur ist sie das. Toben, Rasen, Zürnen ist allen Primaten bekannt. Schimpansen, bei denen sich genügend Adrenalin angesammelt hat, rotten sich zusammen, brechen ins Territorium der Nachbarhorde ein und prügeln drauflos. Ohne Grund. Einfach so. Weil es dran ist. Ihr Ausrasten geschieht im Einklang mit der Natur.

Bei uns auch. Nur zwickt uns anschließend das Gewissen. Wir haben ein sittsameres Benehmen erlernt. Einmal gründlich ausgerastet, sehen wir uns genötigt, Gründe nachzuschieben. Wir müssen gesellschaftliche Zwänge herbeizitieren oder – falls wir zu U-Bahn-Schlägern mutiert sind – eine unglückliche Kindheit geltend machen. Wir brauchen Rechtfertigungen.

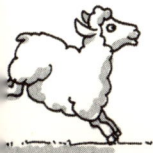

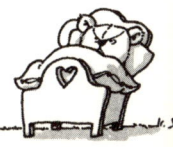

Und spätestens dabei, bei der Suche nach Gründen, bei den Selbstvorwürfen und dem Versuch ihrer Beschwichtigung, schieben sich schwer überwindbare Hürden vor den erholsamen Schlummer. Unsere Affenfreunde reagieren sich ab und legen sich schlafen. Primat Kinski und Buddhist Schopenhauer schafften das ebenfalls. Wir Feinsinnigen hingegen, gebeutelt von Zweifeln und moralischen Imperativen, beginnen zu überlegen, ob unsere Raserei richtig war, ob wir mit Konsequenzen rechnen müssen und ob wir anders hätten handeln sollen. Darüber kann rasch eine Nacht hingehen, während unsere Dschungelfreunde selig schnarchen.

Was hilft? Prüfen wir die Rezepte ruhmreicher Wutmeister. Die Einschlaftricks von Revolutionären, Rächern, Rosenkriegern. Die Tipps von Kämpfern, Barrikadenspringern, Widerständlern. Die Unterweisungen von Helden im Aufstand der Anständigen, von Teenage Rebels, von urbanen Künstlern des Krawalls. Oder von naturnahen Kämpfern:

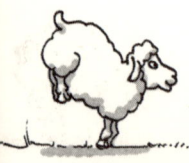
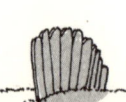

Kriegerische Völker in Papua-Neuguinea schlafen unmittelbar vor dem Waffengang. Wie kriegen sie das hin? Tecumseh schnarchte während seiner Feldzüge im Stehen, genau wie später Che Guevara. Was verhalf ihnen zu dieser Ruhe? Schauen wir mal.

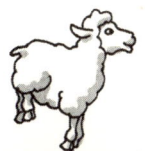
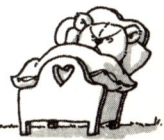

Berechtigte Empörung von Doris Day bis Leo Trotzki

Henry Fonda war noch kein Superstar, als er die Hauptrolle in ›Früchte des Zorns‹ bekam. Gleichwohl war er derjenige, der sich bei den Dreharbeiten die meisten Wutanfälle erlaubte. »Er war schon fest entschlossen, einer der Giganten von Hollywood zu werden«, erklärte sich das sein Regisseur John Ford. »Seine Ausbrüche hielt er für mindestens ebenso berechtigt wie diejenigen seiner Figur im Film.« Die buckelnde Crew wird dankbar gewesen sein, dass Fonda nicht dieselben Konsequenzen zog. In seiner Rolle als stark verärgerter Tom beginnt er – selbstredend aus *gerechtem* Zorn – zu morden. Fonda vermochte sich zu zügeln. Seine Strafgerichte kündigten sich gewöhnlich durch schneidende Belehrungen an; ballten sich bei Nichtbefolgung zu Wolken überheb-

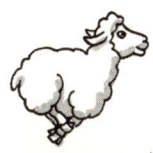
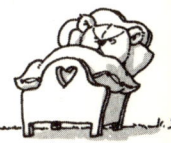

lichen Schweigens und fuhren dann als plötzliche Blitze nieder, grell und verheerend. Beschwichtigen ließen sich diese Unwetter, indem man dem zornigen Gott Recht gab und Dialoge und Szenen gemäß seinem unfehlbaren Urteil änderte.

Das ließ Regisseur Ford keineswegs jedes Mal mit sich machen. So kam es vor, dass sein Hauptdarsteller bisweilen gekränkt und mit geschlucktem Schaum den Tag beenden musste. In solchen Fällen brach der *angry young man* auf zu einsamen Dämmerungswanderungen rund um die Drehorte in Oklahoma und New Mexico. Angeblich um die Kojoten heulen zu hören. Doch zum sicheren Einschlafen besaß er ein verlässlicheres Mittel: einen tragbaren RCA Victor Phonographen samt genau einer 78er-Schallplatte. (Beides wird im Hollywood Museum ausgestellt.) Während der Dreharbeiten im Herbst 1939 drehte sich diese Scheibe fast jeden Abend. Es war der Hit des späten Sommers, Glenn Millers ›Moonlight Serenade‹. Der samtene Klang, erzählte Fon-

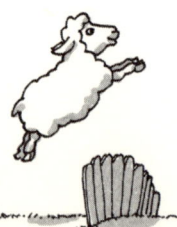

da später, und das sehnsüchtige Thema hätten ihn stets aufs Neue entführt aus der Angespanntheit der Dreharbeiten und aus der Enge des Wohnwagens, in dem er während der Außenaufnahmen lebte. Das von Klarinetten und gedämpftem Blech gewobene Mondlicht war eine unfehlbare Schlummerhilfe. In unablässiger Wiederholung zog es den Müden und Beladenen aus den Resten der Aufregung ins Vergessen und in die Träume.

Seither ist die Melodie häufig zum selben Zweck verwendet worden, auch streng wissenschaftlich, in amerikanischen Schlaflabors. Sie wirkt nicht bei jedem gleich. Das liegt an vier synkopischen Takten, deren Stakkato bange Einschläfer aufschrecken lässt. Dennoch wird das Stück von der American Sleep Society zur Besänftigung empfohlen. Bei ihm selbst, mutmaßte Fonda, habe Glenn Millers Arrangement funktioniert, weil aus der milden Demut des Stückes noch etwas anderes herauszuhören war, ein vertrauter Charakterzug: Perfektionismus. Dem habe

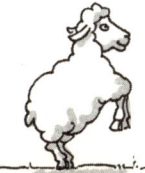
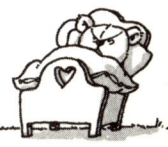

er sich erleichtert anvertrauen können. Fein gehört! Bandleader Miller strebte ebenso wie Fonda in seiner Kunst nichts Geringeres an als Vollendung. Nicht allein im musikalischen Arrangement. Gegenüber verspäteten oder unsauber spielenden Musikern benahm er sich so rigoros und ungnädig wie Fonda gegenüber schludrigen Kollegen. Beider Zorn entstand aus der derselben schmerzlichen Diskrepanz: zwischen vollkommenem Ideal und schlampiger Realität.

Um diese Art Zorn geht es in diesem Kapitel. Es handelt sich, so John Steinbeck, der Autor der Romanvorlage, um »anger of the mind, striving for perfection«. Also um einen mentalen Zorn, angetrieben vom Streben nach Vollkommenheit. Auch der deutsche Klassiker im Ernten von Zornesfrüchten, Michael Kohlhaas, gehörte zu diesem Typ. Fanatiker werden davon befeuert. Dieser Zorn geht einher mit der Überzeugung der Unfehlbarkeit. Es gibt emotionale Hitzköpfe, die spüren, dass sie Unrecht ha-

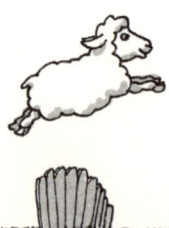

ben, und die darüber nur noch wütender werden. Die Empörung der Unfehlbaren, der Rechthaber, der eifernden Aufbegehrenden hat etwas Kaltes. Sie wähnen einen höheren Sinn auf ihrer Seite. Ihnen selbst scheint ihr Zorn durch Argument oder Gott selbst gerechtfertigt. Ein missionarischer Auftrag ist damit verbunden. Völlig fremd ist diese Neigung niemandem; schließlich gibt es täglich Gründe, die Welt, die Nachbarschaft, die Autofahrer oder wenigstens den Partner zu verbessern.

Während des Schreibens an ›Früchte des Zorns‹, dem Roman über Farmarbeiter zur Zeit der Depression, wurde Autor John Steinbeck von den Bildern der sozialen Ungerechtigkeit gequält. Als Reporter hatte er die geprügelten Wanderarbeiter selbst aufgesucht. Nun, beim Schildern ihres Leidens, kehrten die Figuren zurück, und aufs Neue teilte er ihre Empörung. »Doch Wut kann einem nicht über längere Strecken die Feder führen«, stellte er fest. »Ein Autor muss planvoll und mit Kalkül vorgehen. Nicht er

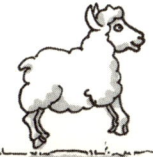

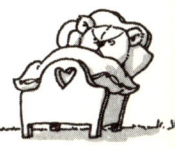

soll sich entrüsten, sondern sein Publikum.« In den Tagebüchern protokollierte Steinbeck, wie sich Erbitterung und Unbehagen stauten. Dagegen halfen ihm, wie Fonda, Spaziergänge, allerdings keine einsamen. »Ich hätte in der Zeit der Sozialromane nicht ruhig schlafen können, wäre ich nicht jeden Abend mit dem Hund ausgegangen.« Der Hund war sein unbezahlter Therapeut. »Eine Wanderung durch die Natur kann helfen, dem Sturm der Gedanken zu entkommen. Ein Hund als Begleiter garantiert, dass es tatsächlich klappt.« Martin Luther King, der mit seiner Tugendhaftigkeit sich selbst und seine Mitarbeiter folterte und in Wut mal auf sie, mal auf sich selbst entbrannte, ging zur Abkühlung schwimmen. Abends, und wenn es nötig war, auch nachts. Lektüre, Gespräche, Beten hatten sich als untaugliche Mittel zur Beruhigung erwiesen. Aber zweihundert Yards im kalten Wasser, hin und zurück im heimischen Pool oder lieber noch in Fluss oder See, wirkten Wunder.

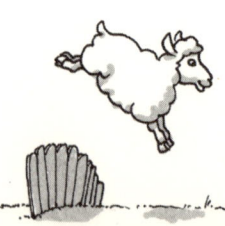

Mentale Wuttypen benötigen physische Einschlafmittel. Mit Imaginationen (»Du liegst auf einer Blumenwiese, die Vögel zwitschern«) oder Schäfchenzählen ist ihnen nicht zu helfen. Die Forscher an den Sleep Research Labs im amerikanischen Providence mussten miterleben, wie die Peniblen unter ihren Probanden verärgert aus dem Bett sprangen, weil sie am Schäfchenzählen scheiterten. »Das sind Menschen, die sowieso dauernd zählen und Listen anlegen«, bemerkte die Versuchsleiterin Mary Carskadon. »Wenn sie Lämmer zählen sollen, berechnen sie zuerst die Winkel der Pfosten, aus denen die Hürde gebaut sein muss. Dann ermitteln sie den besten Absprungort. Wie kommen alle Schäfchen sicher und zu einer weichen Landung über die Hürde?« Fragen, die sich arglose Schlafsuchende in tausendundeiner Nacht nicht stellen. Die Verbesserer der Welt leiden unter solchen Problemen. »Wir hatten Leute, die alle Decken abwarfen und sich auf der Stelle an detaillierte Konstruktionszeichnungen

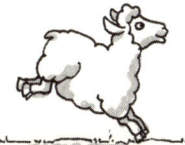
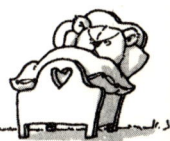

machten.« Immerhin: Hatten sie auf dem Papier eine
mängelfreie Anlage geschaffen, waren sie also mit der
Stabilität der Hürde samt sicherem Start- und Lande-
punkt zufrieden, dann vermochten sie zu schlafen.
Und dann schlummerten sie unstörbar tief. Sie er-
wachten glücklich und bestens aufgelegt zu weiteren
Reformen und Projekten.

Offenkundig ist den Workaholics unter den Wutbürgern – wenn sie mal nicht ausgiebig schwimmen
oder wandern können – damit beizukommen, dass
sie vor dem Zubettgehen eine Arbeit planvoll zu Ende
bringen. In den einfachsten Fällen reicht ein Puzzle.
Wenn Margaret Thatcher es als Premierministerin
nicht geschafft hatte, Ordnung ins Chaos der Insel
zu bringen, beruhigte sie sich bei fünfhundertteiligen
Naturlandschaften (»Parks and Gardens of the National Trust«). Nicht das gesamte große Bild musste vor Mitternacht fertig werden, doch wenigstens
eine Ecke sollte mustergültig zusammengefügt sein,
am liebsten eine pittoreske Einzelheit des Bildes, ein

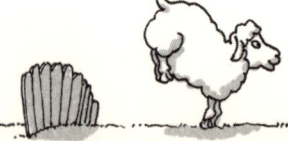

Tempelchen, ein Wasserfall, ein machtvoller Baum. Übrigens blieb die Lady dieser Beschäftigung bis in die letzten närrischen Jahre treu, wenngleich sie auf das nahtlose Zusammenpassen der Teile immer weniger Wert mehr legte. Eines ihrer Vorbilder, politisch anders ausgerichtet, doch ähnlich in starrsinniger Unbeugsamkeit, Clara Zetkin, die Propagandistin sozialistischer Frauenemanzipation, verzweifelte ebenso regelmäßig wie Thatcher an den Nachlässigkeiten weniger makelloser Mitarbeiterinnen. Am Ende eines Tages voller Kampf gegen Schlampigkeit und Reaktion beruhigte sie sich bei der Fortsetzung einer unendlichen Stickarbeit. Und auch sie blieb diesem Einschlafritual noch im Alter treu, im russischen Exil, als die Ordnung der Welt wie auch der Fäden ihr allmählich abhanden kam, im gleichen Maß wie die Wut.

Der ehrgeizige Organisator gewaltlosen Zornes, Mohandas Gandhi, fand seinen abendlichen Frieden darin, seine Sammlung von Spinnrädern zu hegen

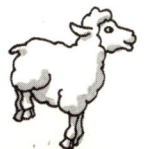
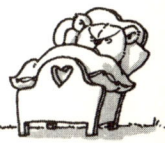

und zu pflegen. Einige Exemplare hatten hundert Jahre lang funktioniert, andere waren ihm aus entlegenen Provinzen des Subkontinents zugesandt worden, wieder andere hatte er selbst konstruiert. Die Kostbarkeiten zu reinigen, mit ein paar Tröpfchen Öl zu tränken, neu auszurichten, einmal nach Herkunft, ein andermal nach Alter aufzureihen – das schuf Befriedigung und Ruhe nach einem Tag voller Widerstand und Kränkungen. Ein früher Kollege, der Reformationskämpfer Franz von Sickingen, beruhigte sich ähnlich beim Abschreiten einer Sammlung überkommener Ritterrüstungen, wienerte hier, putzte dort, klappte Visiere auf und wieder herunter, beseitigte das Quietschen mit Hammelfett, prüfte die Scharniere und kühlte dabei ab von Wut- auf Schlummertemperatur.

Andere Rebellen gegen die Unvollkommenheit widmen sich dem Ordnen jahrzehntealter Archivalien (Nelson Mandela), dem fachkundigen Beäugen von Münzen (John Cleese) oder dem Präparieren

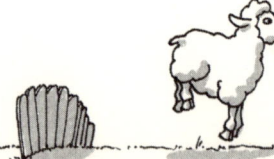

von Insekten. Der Fotograf der kubanischen Revolution, Alberto Korda, dessen Unduldsamkeit beim Arrangieren von Motiven man fürchtete, dem jedoch das Heiligenbild der Rebellion schlechthin zu verdanken ist, dasjenige von Che Guevara, beugte sich in unruhigen Nächten über eine Sammlung rarer Schmetterlinge. Die von ihm selbst genadelten und aufgespannten Schönheiten waren so zart, so gefährdet, so schutzbedürftig und vor allem so unfassbar weit entfernt von den Gedanken des Tages, dass er bei der Beschäftigung ruhig und gelassen wurde; so gelassen, dass er nach einem Stündchen Fürsorge mit Pinsel und Pinzette froh zu Bett ging und auf leichten Flügeln ins Reich der Träume schwebte.

Fotografieren taugt für einen Fotografen nicht als Einschlafmittel. Einem seiner Freunde jedoch, dem Rebellenführer Camilo Cienfuegos, überließ Alberto Korda eine kostbare Kamera. Cienfuegos hatte herausgefunden, dass er den nächtlichen Aufruhr seiner Gedanken durch das Ablichten der Kampf-

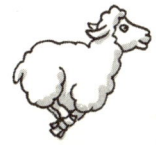
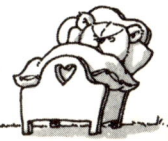

gefährten lindern konnte. So porträtierte er am Ende eines Tages seine Guerilleros in Ruhe und Schlaf, wie sie hingelagert waren und dösten, einzeln und in Gruppen. Er belauschte sie brüderlich wie Shakespeares Henry V. seine ums Nachtfeuer gescharten Soldaten. Das Anhalten der Zeit im Foto, das liebevolle Ablichten der ruhenden Kämpfer, mochte es auch unscharf und schattenhaft herauskommen, brachte Cienfuegos selbst zur Stille.

Die meisten seiner Porträts wurden später auf Befehl seines Comandante vernichtet. Für Fidel Castro war Camilo Cienfuegos ein unbehaglicher Primus der Revolution und so etwas wie Trotzki für Stalin: ein in seiner Konsequenz lästiger Mahner, das leibhaftige schlechte Gewissen. Cienfuegos war nicht nur als Manager des Guerillakampfes fehlerlos. Er lebte die Ideale, die er predigte, und wollte auch in der Revolution keine Fehler dulden – schon gar nicht den offensichtlichen Fehler, dass ein alleiniger Führer nach und nach sämtliche Privilegien auf sich ver-

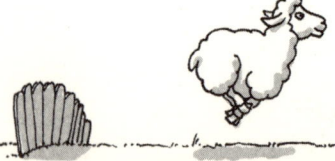

einigte. Cienfuegos störte. Genau das macht jeden Perfektionisten unter den Wutbürgern gefährlich und gefährdet ihn selbst: dass er persönlich die Regeln einhält, deren Einhaltung er auch von anderen erwartet. Ein Pragmatiker tut das nicht. Am allerwenigsten Castro. Deshalb wurde Cienfuegos der Nachtruhe seines weniger integren Chefs geopfert und von Schergen in den ewigen Schlaf befördert.

Die Parallele zu Trotzki ist offensichtlich. Auch die Parallele ihrer Herren: Fidel Castro war für sein selbstzufriedenes Schnarchen im Palacio Presidencial so berühmt wie der Kollege Stalin im Kreml. Stalin ist bis heute angeblich der beste Schläfer, den der Kreml je beherbergt hat. Dieses Wissen verdanken wir einem gewissen Pascal Dibie, der eine Kulturgeschichte der Schläfer und ihrer Räume zusammengetragen hat (›Ethnologie de la chambre à coucher‹). Ebenso wie Castro war Stalin nicht der Wuttyp, der sich selbst oder die Welt an einem Ideal misst und in Rage gerät, wenn es nicht erreicht wird.

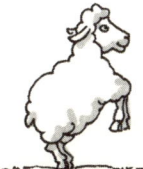
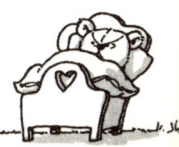

Im Gegenteil, beide wurden wütend, wenn sie an das Ideal erinnert wurden. Trotzki war eine unliebsame Gedächtnisstütze. Alle Ernsthaften unter den Wutbürgern haben diese Eigenschaft, all diejenigen, die hohen Prinzipien huldigen, die kompetent und kompromisslos sind. Sie können nicht anders, ihrer Natur gemäß werden sie zu Kritikern der Macht. Arroganz kann man ihnen zuweilen vorwerfen; dass sie Unrecht haben, selten. In der Hierarchie, zu der jede Bewegung binnen Kurzem erstarrt, haben sie keinen Platz. Bald werden sie als Utopisten abgestempelt und selbst beste Freunde seufzen: Bist du denn nie zufrieden?

Leo Bronstein alias Trotzki gehörte zu ihnen. Er war der Missionar der Weltrevolution. In Kleists Worten vielleicht »einer der rechtschaffensten und zugleich entsetzlichsten Menschen seiner Zeit«; das trifft häufig zusammen. Während sein ehemaliger Kampfgefährte Stalin seinen Frieden fand, indem er die eigene Macht absicherte und Gegner umbringen

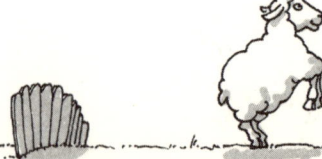

ließ, hatte Trotzki sich geschworen, erst zu ruhen, wenn die ganze Welt mit den Wohltaten permanenter Revolution gesegnet sei. Der Tagebucheintrag im mexikanischen Exil – »Mir bleibt die Gewissheit, dass ich Recht habe« – klingt bereits nach trotziger Enttäuschung. Die Welt beugt sich niemandes Willen, schon gar nicht dem Willen desjenigen, der ihr Bestes will. Doch die zornige Verzweiflung darüber ist nachfühlbar. »Dass ich überhaupt jemals geschlafen habe, scheint ein Wunder«, notierte Trotzki in Coyoacán.

Die gefühlt jahrelange Schlaflosigkeit endete jäh. Nicht dadurch, dass endlich doch noch ein Netzwerk für wahren Kommunismus entstand. Sondern durch Sex. Trotzkis zeitweilige Gastgeberin, die ebenfalls ruhelose Frida Kahlo, ergab sich in eine rauschhafte Affäre mit dem kummervollen Weltverbesserer. Und nun endlich stellte sich bei ihm eine Art Frieden ein. Die Wut über desinteressierte Genossen verwandelte sich in körperliche Leidenschaft. Das war eine ge-

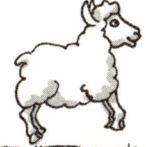
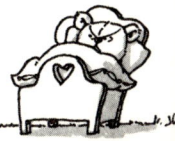

sundheitsfördernde Verlagerung der Energie. Allerdings wurde jetzt jemand anderes wütend. Fridas Ehemann, Diego Ribero, entzog dem gemeinsamen Freund die Unterstützung. Und wenig später, ohne dass ein direkter Zusammenhang erkennbar war, reiste ein Abgesandter Stalins an und versenkte den permanenten Revolutionär in ewigen Schlaf.

Es gibt unkompliziertere Hilfsmittel als Ehebruch. Die Sopranistin Maria Callas, eine zornige Perfektionistin im Anspruch an sich selbst und an ihre Schüler, ließ in ihrem Schlafzimmer den Duft ihrer Großeltern erstehen. Majoran, Thymian, Lavendel, aber auch Holzkohle, alte Wolle und Kampfer gehörten dazu. Sie kam der Mischung erst mit der Zeit auf die Spur. Die Zutaten mögen für jeden anders sein: auf die Geborgenheit der großelterlichen Sphäre kommt es an. Pop-Queen Madonna, an deren Reinheitsgebot zahlreiche Mitarbeiter und Gefährten gescheitert sind und das auch ihr selbst den Schlaf raubt, lässt sich die Füße massieren oder tut es notfalls selbst.

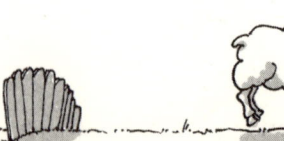

Energie und Aufmerksamkeit wandern dabei vom Kopf in den Körper und wärmen freundlicherweise die Zehen.

Zu den historischen Mitteln der Verwandlung oder Abfuhr überschüssiger Energie zählen einige Schlafforscher übrigens sogar die Geißelung. Ignatius von Loyola, Prototyp eines gnadenlos idealistischen Wutbürgers und süchtig nach Vollkommenheit, geißelte sich – jedoch keineswegs, um Buße zu tun, sondern um die Aufmerksamkeit von den wütenden Gedanken abzuziehen und auf den Körper zu lenken, obendrein um warm zu werden und gut durchblutet zu schlummern. Der italienische Schlafforscher Maurizio Mariotti kommt mit dieser frohen Botschaft, die ein verblüffend neues Licht auf sonderbare alte Praktiken wirft und die vielleicht auch Masochisten heiter stimmt. Sie, die Masochisten, sind meistens wütende Perfektionisten.

Schließen wir mit einer preisgekrönten von ihnen: Doris Day, die sich an Filmsets mit ihrer kalten Wut

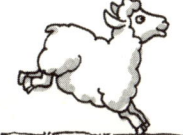
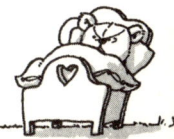

ähnlich beliebt machte wie Henry Fonda, verzichtete auf die Peitsche – zumal sie als nahezu militante Kämpferin für Tierrechte die Verwendung von Leder ablehnte. Sie nahm die Bürste, selbstverständlich aus Kunstfasern. Und nun ganz einfach: Sie bürstete ihre Haare. Allabendlich im Schlafzimmer. Nicht aus Eitelkeit. Es machte sie müde. Hundert Bürstenstriche mussten es schon sein. Schlafforscher geben ihr Recht. Sie haben im Vorderhirn »Einschlafneuronen« geortet, die auf Temperatur reagieren. Vor dem Schlafengehen anwärmen, dann auf natürliche Weise abkühlen lassen, das lockt den Schlaf. Pragmatiker nehmen den Föhn, Romantiker streichen lieber bürstend die Aura glatt, was immer den Schlummer lockt.

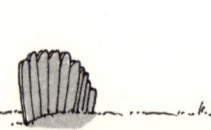
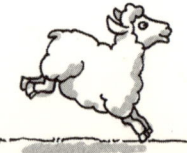

Heilige Verzweiflung von Jeanne d'Arc bis Diana Spencer

In einer Februarnacht saß ich in der geräumigen Wohnküche eines Landhauses in Friedrichshagen. An dem langen Eichentisch, beim funzeligen Licht einer Alabasterlampe, versuchte ich einen betagten Laptop zum Leben zu erwecken. Gegen den Kältehauch der Fliesen hatte ich mir die Fellschuhe des Hausherrn ausgeborgt, meines Schulfreundes. Bei ihm und seiner Familie war ich an diesem Wochenende zu Gast. Gegen drei Uhr nachts hätte das Haus ruhig sein sollen, ruhig genug für mich zum Arbeiten, aber nun, von der ächzenden Treppe aus dem oberen Stockwerk, waren Schritte zu hören. Es konnte nur die Frau sein; das entfernte Schnarchen des Mannes brummelte unstörbar weiter. Die Kinder schliefen unten.

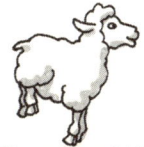

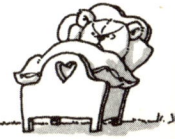

Sie also schlief nicht. Ich konnte mir denken weshalb. Ein paar Tage zuvor war der zugefrorene Müggelsee zum Betreten freigegeben worden, nicht offiziell, doch wir – das Ehepaar und ich – waren mit einer Schar furchtloser Helden von Friedrichshagen quer über den See nach Rübezahl gewandert und nach einem fair gehandelten Heißgetränk wieder zurück, alles bei Sonne, unter einem trügerisch stillen Himmel. Die beiden halbwüchsigen Söhne der Familie hatten sich unterdessen beim Eishockey warm gespielt, in gepolsterten Jacken vor jenem legendären Borkenstrand bei Rahnsdorf, der von Mai bis Oktober für Nackte reserviert ist.

Das entscheidende Ereignis an diesem Wochenende war etwas anderes gewesen: unser wutbürgerlicher Aufmarsch in Schönefeld. Mannhaft hatte ich mich der Familie angeschlossen, weniger aus Überzeugung, mich betraf der erwartete Fluglärm nicht, mehr aus der Sehnsucht nach einem versunkenen Gefühl gemeinsamen Widerstands. Aus ähnlicher

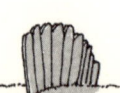
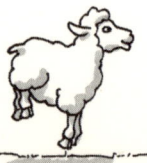

Wehmut, heroische Jugendzeiten beschwörend, hatte der greise Stéphane Hessel sein Manifest ›Empört euch‹ geschrieben; um allen und sich selbst zu versichern: Wir damals hatten eine kraftstrotzende Protestkultur, wir haben gekämpft mit wehender Flagge, sind auf Barrikaden geklettert, haben uns blutige Schnauzen geholt, nehmt euch gefälligst ein Beispiel an uns Veteranen, versucht das mal nachzumachen! Das Buch von Hessel stand neben Kochbüchern im Regal der toskanisch ausgestatteten Küche.

Eher nostalgischer Mitläufer als Kämpfer, gehörte ich also zu den dreihundert Leuten, die in der Schönefelder Halle lautstark die samstägliche Abfertigung störten. Um als Aktivist respektiert zu werden, hatte ich Verantwortung für ein Plakat übernommen (»Es reicht! Kein Drehkreuz und kein Nachtflug auf Kosten unserer Gesundheit!«). Außerdem bewegte ich die Lippen, als mein Schulfreund, jetzt Musiklehrer in Köpenick, den Chor der Hundertschaften dirigierte, und zwar zum Skandieren von »Lärm

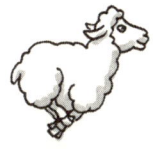
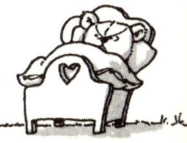

macht doof«. Man war keineswegs nur böse, man amüsierte sich auch. Die beiden Söhne der Familie, zwölf und vierzehn, ließen mit anderen Gleichaltrigen Trommeln und Trillerpfeifen ertönen und wetteiferten wie auf einem Sportfest.

Lediglich die Frau des Hauses wirkte bedrückt. Deutlicher als die anderen spürte sie, dass der Kampf verloren war. Die Flugrouten waren festgelegt. Für die Airportgesellschaft arbeiteten die besser bezahlten Juristen. Bestenfalls eine Ausweitung des Nachtflugverbotes um eine kostbare Stunde war zu erringen, mit Geduld und Glück noch ein Zuschuss zu Schallschutzfenstern. Tagsüber jedoch würden fortan vierstrahlige Maschinen über den Müggelsee donnern, bei Ostwind annähernd exakt über diese liebevoll hergerichtete Villa. Schändlicherweise empfand ich kein Mitleid.

Doch jetzt, als der Laptop eben erwartungsvolle Bereitschaft signalisierte, stieg die Frau aus der Mansarde herunter. Die Gedanken an die verlorene

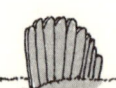
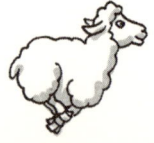

Schlacht raubten ihr den Schlaf. Ich hatte den acht-zigseitigen Bescheid über die Festlegung der Routen als Untersetzer für die Teekanne benutzt. Nun zerrte ich ihn eilig hervor und strich ihn glatt. Manifeste verschiedener Initiativen (Fluglärmfreie Havelseen, Mündige Bürger Teltow, Wehrt euch Wandlitz, Stahnsdorf, Kleinmachnow) überlagerten in diesem Haus die Wohnzeitschriften. Den meisten haftete et-was trotzig Vergebliches an. Einige Gruppen, diejeni-gen aus Potsdam etwa, hatten mit ihrer Forderung nach Verlegung der Routen Erfolg gehabt – zum Nachteil des Müggelsees. Wechselseitige Solidaritäts-besuche mit umjubeltem Banner-Austausch würden nun nicht mehr stattfinden. Im Südwesten herrschte Erleichterung, im Südosten Schwermut, auf jeden Fall in dieser Küche.

»Du kannst nicht schlafen«, stellte ich fest, als sie sich kummervollen Schritts hereinschleppte, in einem dunkelroten Hausmantel. Ich bewies meine Solidarität, indem ich ihr Ingwertee einschenkte.

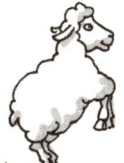
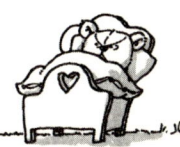

»Mir tut alles weh«, murmelte sie, als sie sich an den Tisch setzte und den Stoff fröstelnd um sich raffte. »Das kannst du dir ja vorstellen.«

»Natürlich. Klar.«

»Ich fühle mich zerschlagen.« Sie vergrub den Kopf in den Händen. »Bis in die Seele zerschlagen.«

Ich wollte mich nicht in diesen übersteigerten Jammer ziehen lassen: »Wenn ich es richtig verstanden habe, ist das letzte Wort noch nicht gesprochen. Die Kommission hat zugesichert, alle Routen nach einem halben Jahr zu prüfen.«

Schrecklicherweise begann sie lautlos zu weinen.

Ich goss Tee nach, obwohl sie nicht einmal genippt hatte. »Du bist erschöpft«, mutmaßte ich. Es war ein Tasten über die brüchige Erdkruste. »Positiv ist immerhin, dass ihr die Geräusche« – ich vermied das Wort *Lärm* – »nur bei Ostwind abkriegt, und wenn es wirklich zu schlimm wird, müssen sie andere Routen in Erwägung ziehen und das werden sie auch, zum Beispiel die über die Gosener Wiesen!«

Die Aussicht verstärkte ihr Schluchzen. Vielleicht weil sie Naturschützerin war? Richtig, das war sie obendrein. Und die Gosener Wiesen, für startende Maschinen eine erwogene und wieder verworfene Alternative zur Müggelsee-Route, waren Naturschutzgebiet. Dort würden weniger Menschen betroffen sein, desto mehr Tiere, im Zweifelsfall solche, die auf der Liste bedrohter Arten standen. Die Störche würden als Erste auswandern. An ihrer Stelle, fiel mir ein, könnten sich die gefährdeten Laubfrösche vermehren; aber auf dieses Argument verzichtete ich.

»Ich habe einfach kein Vertrauen mehr«, brachte sie hervor. »Es ist so ungerecht. Es ist so undankbar.«

Ungerecht, ja, immer und überall. Und undankbar? Wer schuldete ihr Dank? »Ihr habt viel für die Region getan«, fiel mir ein. »Besonders du, du hast so viel bewegt!« Sie hatte wahrhaftig einiges auf die Beine gestellt: eine Theatergruppe für Behinderte gegründet, mit anderen Müttern Schularbeitenbetreuung organisiert, einen Besuchsdienst für einsame

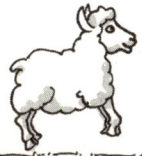
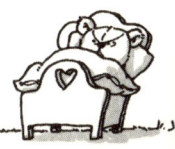

Alte eingerichtet, sie sang im Kirchenchor, betreute an Samstagen ein Antiquariat zugunsten von Bedürftigen, versah irgendeinen Fahrdienst. Gewiss, sie war eine Wohltäterin, angetrieben auch, erklärte ich mir, vom schlechten Gewissen, das Zugewanderte häufig mitbringen und nicht so bald loswerden, selbst wenn sie eine baufällige Villa nachweisbar aus eigenen Mitteln sanieren.

»Wenn man so viel Gutes tut«, fügte ich an, »das kann auf Dauer nicht unbelohnt bleiben.«

Das war wohl zu viel. Sie stand ruckartig auf, die Stuhlbeine schrammten über die Fliesen, wischte sich mit einem Ärmel die Augen trocken und ging entschlossen zum antiken Küchenschrank. Sie holte ein Fläschchen hervor, schüttelte sich einige weiße Kügelchen in die Hand und leckte sie auf.

»Es ist illusorisch zu glauben, dass man von Fluglärm verschont bleiben kann«, teilte sie mit gefestigter Stimme mit, als sei ich der Naive. Dabei hatte ich diesen Gedanken selbst gehabt, nur nicht

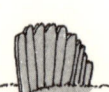
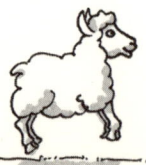

auszusprechen gewagt. Ich fand sogar, dass wohlhabende Westler, die im Osten ein Anwesen ergatterten und zum toskanischen Landhaus aufpolierten, dass solche Privilegierten ruhig Tribut zahlen sollten und gern ein paar Kerosinschwaden und Feinstaubpartikel einatmen durften. Ich sagte: »Freunde von mir bei Frankfurt wohnen unter einer Einflugschneise, das sind Buddhisten, und die nehmen das Düsengeräusch als Mantra, als *Dharma Bell*, sagen sie, beim Meditieren.«

Sie lächelte, aber nicht, weil diese Aussicht sie tröstete. Mir kam in den Sinn: »Der Dalai Lama hat mal gesagt, man muss mitten auf einer lärmenden Straßenkreuzung meditieren können.« Und unsicher werdend stotterte ich: »Also, dass man überall Frieden finden kann.«

Mit dem linken Mundwinkel lächelnd winkte sie mir zu, wie man einem Dorftrottel zuwinkt, und verschwand wieder nach oben. Tatsächlich kam ich mir unbedarft vor, heuchlerisch ohnehin. Gelassen Tee

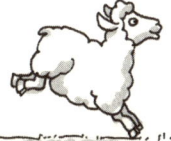 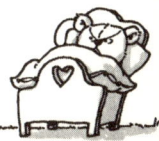

schlürfend, sammelte ich Material über Wutbürger, aus ungefährdeter Distanz, und hier war nun eine echte wütende Bürgerin, eine zornig Verzweifelte, eine, auf die das geächtete Begriffspaar *Wut und Trauer* tatsächlich passte, und außer Beschwichtigungen hatte ich nichts beizutragen.

Doch es war perfekt. Am folgenden Morgen war sie glücklich ausgeschlafen, während ich nach der Begegnung nicht mehr gut hatte arbeiten können. Gegen Morgen hatte ich mir probeweise ebenfalls eine Dosis der weißen Kügelchen genehmigt. Es handelte sich um etwas namens *Avena sativa*, wohl homöopathisch, das bei mir ohne Wirkung blieb. Sie hingegen, die Frau meines Schulfreundes, erschien heiteren Sinnes. »Danke für das Gespräch gestern Nacht«, sagte sie, und zwar ohne die geringste Ironie. »Es hat mich beruhigt und ermutigt.«

Irgendwie hatte sie sich daran abstoßen können und war aus der Niedergeschlagenheit wieder emporgetaucht. Wütenden Wohltätern geht es anscheinend

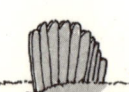
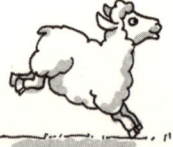

so. Jeanne d'Arc, das lässt sich aus den Schriften ihres Prozesses schließen, fand immer zurück in ihr seelisches Gleichgewicht, sobald der Geist des Widerspruchs belebt wurde. Die meisten können nicht schlafen, wenn sie aufgebracht sind. Bei denen, die aus Altruismus verzweifeln, bringt das Aufbegehren die Waage wieder in die Balance. Etwas Beruhigendes hatte ich zum Gespräch nicht beigetragen; dafür hatte sie in meinem Gestammel ein Korn gefunden, um das ihr Widerstand sich neu kristallisieren konnte; ihr System war zur Normalität zurückgekehrt, schlaffähig, schlafbereit.

Darin scheinen sie einander zu ähneln, die wütenden Wohltäterinnen von Josephine Baker bis Angelina Jolie, die Waisenkinder adoptieren und mit einem Diplom der Unesco geschundenen Völkern helfen, die wie Brigitte Bardot das Vermögen mehrerer aufeinanderfolgender Ehemänner darauf verwenden, vernachlässigte Tiere zu retten, oder wie Diana Spencer ganze Königshäuser ruinieren, um

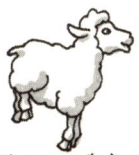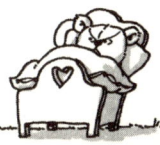

Kriegsopfer und Hinterbliebene zu unterstützen oder sich wenigstens mit ihnen fotografieren zu lassen. Alles, was sie aus der bleiernen Verzweiflung zurückholt in die rege Stimmung des Aufbegehrens, zurück in die Freude daran, gebraucht zu werden – sichert ihren erholsamen Schlaf bis zum rebellischen Erwachen. Sie fühlen sich erneut aufgefordert, die Welt zu retten. Ihr Gott (»und woran du dein Herz hängst, das ist dein Gott«) möchte, dass sie für die Rettung ausgeruht sind.

Es gibt auch Männer, die dergleichen aus Barmherzigkeit und ozeanischem Verantwortungsgefühl versuchen und deren Gemüt ewig oszilliert zwischen Wut und Depression und neuer Ermutigung, solche wie Albert Schweitzer und Nelson Mandela, Harry Belafonte und George Harrison. Wahrscheinlich zählt auch der Rabbi Joshua zu ihnen, der Wohltaten ausstreuend übers Land zog, jedoch verärgert und gekränkt einen Feigenbaum zu ewiger Unfruchtbarkeit verdammte, weil dessen Zweige im Winter keine

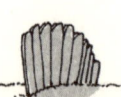

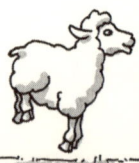

Frucht spenden wollten; jener heilkräftige Joshua, der Markthändler tätlich angriff und ihre Stände umstürzte, weil ihre Geschäftigkeit seine Vorstellung von einem reinen Tempelplatz verletzte; Joshua, der nach verlorenem Kampf tief enttäuscht wach blieb, während seine Bundesgenossen endlich selig schliefen.

Es ist eine heilige Verzweiflung, die diesen Helfern und Dienern des Lebens eigen ist. Sie haben einen Glauben. Sie handeln gottgefällig oder weltgefällig, sie retten die Tiere, die Kranken, die Hungernden, die Natur, den Planeten, vielleicht das Universum, und ihre Wut kocht hoch, wenn ihre Wohltätigkeit nicht unterstützt und nicht gewürdigt wird, wenn die anderen nicht mitziehen und nicht einmal dankbar sind oder womöglich behaupten, sie benötigten dergleichen Wohltätigkeit nicht.

Und was ist, wenn dann bei Nacht niemand in der Küche sitzt und sie durch Dickfelligkeit zurückstößt in die Kraft ihres Engagements? Was ist, wenn die Nacht zum Fluch wird?

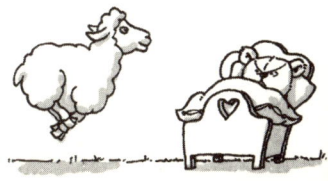

Die Sozialistin Sirimavo Bandaranaike, die als *weinende Witwe* gegen die britische Kolonialmacht kämpfte, empfahl für Nächte der Verzweiflung die Betrachtung eines machtvollen Wasserfalles. Ihre Heimat, das Hochland von Sri Lanka, ist reich an talwärts stürzenden Strömen. Die berühmtesten, die Bambarakanda Falls, schäumen auf zahlreichen Plakaten und Ansichtskarten. Mittlerweile hat jeder Anhänger des Feng Shui ein Wasserfall-Poster im Schlafzimmer. Vor einem halben Jahrhundert, als Bandaranaike so ein Bild gegen Niedergeschlagenheit und zur Stärkung anpries, war der Rat neu. Das Bild des über Felskanten tobenden Wassers, erklärte diese erste Premierministerin der Welt, schwemme alle Düsternis fort und belebe zugleich die vitalen Kräfte. Das hört sich nach Reformhaus-Zeitschrift an, trifft aber wohl zu – für diejenigen, die dafür empfänglich sind, und das sind die empathischen Kämpfer für Gerechtigkeit, die mitfühlenden unter den aufbegehrenden Bürgern.

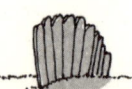
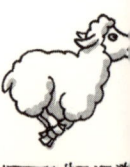

Sie sind auch am empfänglichsten für Selbsthypnose. Ihnen genügt es, sich einen Wasserfall vorzustellen oder, wie die für die Unicef reisende Liv Ullmann erzählte, das Meeresrauschen in den eigenen Ohren zu imaginieren. Als John Updike ein Wutbürger war, zu Zeiten des Vietnamkrieges, als alle Intellektuellen dagegen waren, er aber dafür, und als er sich dafür, rechtfertigen musste und die Nächte selbstquälerisch schlaflos lag, half ihm das bewusste Wahrnehmen der Umgebung: das Brausen des Windes draußen, die Rufe eines Nachtvogels, fernes Hundegebell, das Rauschen eines vorbeifahrenden Autos, der über die Wand streifende Abglanz der Scheinwerfer, das Ticken des Weckers im Zimmer, das Gewicht der Beine auf der Matratze, der Geschmack von Creme auf den Lippen. Die teilnahmsvollen Wutbürger haben Zugang dazu: zum mitfühlenden Wahrnehmen der Umgebung.

Updike, den der Kollege Philip Roth als den am wenigsten aggressiven Menschen bezeichnete, dem

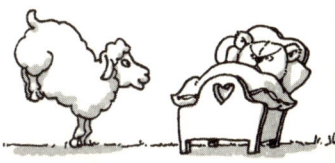

er begegnet sei – und Ähnliches lässt sich von vielen
der heilig verzweifelten Kämpfer sagen –, Updike
stand noch eine weitere Beruhigungstechnik zur
Verfügung: das Gebet. Er murmelte Dankgebete.
Glaube ist dafür keine zwingende Voraussetzung.
Die Beobachtung des Hypnotherapeuten Milton
Erickson, das Glück wohne bei den Dankbaren, hat
mit Religion nichts zu tun. Angelina Jolie hat ein
Lieblingsgebet: »Count your blessings«; einen Gott
hat sie nicht. Ihr humanitäres Engagement ist mittlerweile so umfassend, dass es jeden Verdacht der
Werbeträchtigkeit hinter sich gelassen hat. Dass bei
der Begegnung mit Kriegsflüchtlingen und Opfern
ethnischer Säuberungen bisweilen der Schlaf abhanden kommt, ist einsichtig. Was bedeutet »Count
your blessings«? Es handelt sich um ein Lied von
Irving Berlin: »When I'm worried and I can't sleep,
I count my blessings instead of sheep.« In sorgen-
vollen Nächten nicht Schafe zu zählen, sondern die
Segnungen des Lebens; das ist der weise Rat, den

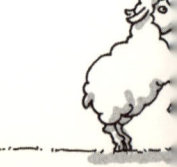

Angelina Jolie nicht nur still in sich hineinsingt, sondern auch noch befolgt: »And I fall asleep counting my blessings.«

Coaches und Therapeuten aus der Humanistischen Psychologie haben die Botschaft zur Methode gemacht. Sie raten zur einprägsamen Verankerung mittels Stift und Papier. Punkt für Punkt die Gründe aufzuschreiben, wirkt buchhalterisch; doch scheint der Erfolg der Methode Recht zu geben. Einer, der nie etwas davon gehört hatte und sie trotzdem befolgte, war Nelson Mandela. Tagebuch zu schreiben diente in der Monotonie der Haftzeit als Mittel, die Tage unterscheidbar zu machen; sich am Ende eines Tagebucheintrags zu vergewissern, wofür er dankbar sein konnte (das Spiel von Licht und Schatten an der Wand, Milch zum Tee, die Wärme der Pantoffeln, Besuch, die Stimmen der anderen), das hielt das Bewusstsein von Stärke aufrecht und den Glauben an den Sieg der Gerechtigkeit. Mandela fürchtete die unkontrollierbare Macht seiner Wut. Und zu-

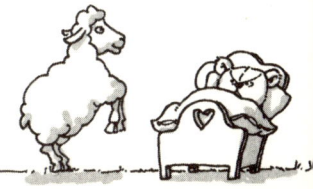

weilen, wenn sie ihn zu überwältigen drohte, weinte er rückhaltlos.

Den gefühlvollen Wutbürgern scheint das bisweilen zu helfen: die Hingabe an die Ohnmacht, an das Zusammenschlagen der Wellen und Sinken und Fallenlassen. Als George Harrison sein *Concert for Bangladesh* gab, bemängelte der Kritiker des ›Rolling Stone‹ das Übermaß an Weinerlichkeit: ›Teardrops – I've Had my Share of Crying‹, ›This Guitar Can't Keep from Crying‹, ›While My Guitar Gently Weeps‹ – ein Schluchzlied nach dem anderen. »Wie will so ein larmoyanter Hypochonder jemals etwas in der Welt bewegen?« Selbstmitleid schließt Mitleid mit anderen nicht aus. George Harrison bewegte von all seinen Kollegen am meisten. Unter beträchtlichem finanziellem Einsatz und bis an die Grenze seiner Belastbarkeit half er Flutopfern, Kriegswaisen, hungernden Kindern, und all das tut der von ihm gegründete Hilfsfonds bis heute. Den Zorn darüber, dass nicht alle Kollegen seinen Einsatz gleichermaßen

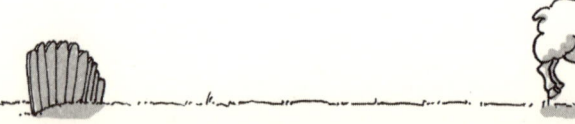

stützten, hat er nach eigenem Bekunden aufgelöst in Meditation und bewusstem Atmen.

Sich aufopfern, bis an die Grenzen der eigenen Belastbarkeit gehen und vielleicht vor Erschöpfung zusammenbrechen: das gehört zu den Helfern, Gebern, Fürsorgern unter den Wutbürgern. Das Leiden der anderen ist ihnen stärker bewusst als das eigene Leiden. Oder, so wird zuweilen behauptet, sie kümmern sich um fremdes Leid, um das eigene zu übertönen. Das wurde bereits Florence Nightingale nachgesagt, die bis zur Selbstausbeutung in der Krankenpflege aufging; es wurde Käthe Kollwitz unterstellt; später auch Mutter Teresa. Der Vorwurf wird meist erhoben von Leuten, die keine Veranlassung sehen, sich dermaßen wohltätig zu betätigen, und die deshalb jedes Engagement unter Verdacht stellen. Bei Diana Spencer, der Princess von Wales, scheint die Skepsis am wenigsten abwegig, weil Diana mit Fremdschämen und humanitärem Einsatz erst begann, als sie sich um ihr Glück betrogen

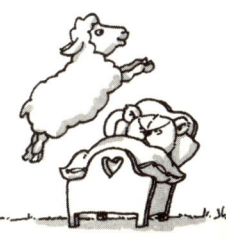

fühlte. Warum nicht? Im Leiden entdeckt man die Verwandtschaft zu Sphären, die einem bis dahin fremd oder gleichgültig waren oder über die man sich erhoben hat.

Es treffe zu, hat Albert Schweitzer zugegeben, dass ihm Anerkennung durch Dankbarkeit wichtig sei, dass er auf Kritik bisweilen mit Rückzug reagiert habe, und die Abhängigkeit seiner Schutzbefohlenen sei ihm bewusst gewesen. Dass er Abhängigkeit bewusst geschaffen und aufrechterhalten habe, könne er nicht bestätigen. Genau das wird den Selbstlosen unter den Wutbürgern zuweilen angekreidet: dass sie ein subtiles Machtgefühl schöpfen aus der Abhängigkeit ihrer Sorgenkinder. Möglich. Doch sich unentbehrlich zu machen, gehört zu den archaischen Überlebenstechniken, und ein wenig Manipulation darf sein, wenn man denn noch gut schlafen kann. Und darum geht es hier ja.

Also: Florence Nightingale bevorzugte so herkömmliche Mittel wie Baldrian und Hopfentee und

löffelte heiße Milch mit Honig. Käthe Kollwitz verfiel einem Ritual, das mit Pazifismus unvereinbar scheint: Sie aß Zwiebelsuppe. Dass Suppe abends bekömmlicher ist als Brot, gilt als gesichert. Aber müssen es Zwiebeln sein? Auch einige asiatische Völker sind dieser Ansicht. Und ein paar westliche Wissenschaftler haben in Zwiebeln eine Substanz ausgemacht, Quercetin, die beruhigend wirkt. Nicht unbedingt auf die Zimmergenossen. Aber Käthe Kollwitz schlief meist allein.

Schweitzer bevorzugte Kneipp'sche Hilfsmittel: bei Kälte in der Temperatur ansteigende Fußbäder, bei Wärme das Abreiben der Beine mit kaltem Wasser ohne folgendes Abtrocknen. Mutter Teresa beherrschte yogische Atemtechniken (ein Nasenloch zuhalten, durch das andere einatmen, dann das andere zuhalten und durch das erste einatmen und so immer weiter). Und ihre weniger gläubige Unterstützerin Diana nahm Zuflucht zu einer Einschlaftechnik, die verlockend einfach zu erlernen ist: Sie aß Schokolade.

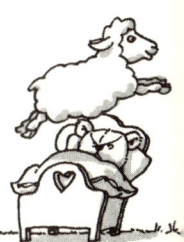

Wenn also das liebende Herz nicht hinreichend gewürdigt wird, wenn der wundertätige Satz »Wir brauchen dich!« partout nicht fällt, wenn der Dank ausbleibt für all die guten Taten, dann muss die Süße, die den Frieden schenkt, von anderswoher kommen. Zum Beispiel aus Belgien oder Frankreich. Diana schätzte die unvergleichlich conchierten Sorten aus diesen Reichen, sie begehrte Trüffel, die aus der Provence geliefert wurden, entdeckte eine Sorte namens Criollo und fand schließlich – nach einigen Diäten mit Jo-Jo-Effekt – ihren Frieden bei einem Kakaoanteil jenseits der fünfundsiebzig Prozent. Von dieser bitteren Kost genügte ihr, so wissen es royale Berichterstatter, zum Einschlafen ein Riegel.

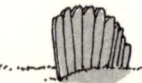

Sprühender Zorn von Rudi Dutschke bis Madonna

Zwei Jahre lang arbeitete ich in einer Organisation von weltumspannender Wohltätigkeit. Als Angestellter war ich einer Büroleiterin von einschüchternder Kompetenz unterworfen. Sie war Ende dreißig, deprimierend energiegeladen und sah überflüssigerweise gut aus. Obwohl unsere Organisation weit verzweigt war und auf so unterschiedlichen Gebieten Alarm schlug wie Energiewende, Importfutter, Emissionen, Buchenwälder, Fischbestände, Braunkohle und Strahlenschutz, wusste diese Klassenbeste über alles Bescheid – und nicht nur in groben Zügen, sondern mit nervtötender Präzision.

Die Datenbank ihres Gehirns stellte alle jemals eingespeisten Fakten zum perfekten Zeitpunkt parat. Obendrein verfügte sie über einen inneren

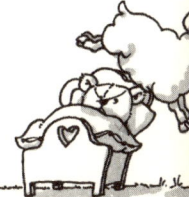

Organizer, der sie stets auf den aktuellen Stand darüber brachte, wo welche Aktivistengruppe gerade mit einem Schlauchboot Walfänger abdrängte, einen Schornstein erklomm oder mit einem Banner die Fenster einer Kongresshalle verdunkelte. Es war unmöglich, diese Frau in einer Debatte zu besiegen. Wer es versuchte, verließ den Kampfplatz schwer verwundet. Man musste zugeben, sie hatte Recht. Ihre Rede war unmissverständlich: Ja, ja, Nein, nein, während wir, die wir für sie arbeiteten, in geistigen Nebeln herumstocherten. Sie war schnell und praktisch, selbst bei der Reparatur einer Jalousie oder einer Kaffeemaschine, an der wir vergeblich gebastelt hatten.

Um alles noch schlimmer zu machen, strahlte sie eine hellblonde Lebensfreude aus. Für die Welt des Glamours hatte sie nur Verachtung übrig, doch einer Fashion Show hätte sie Glanz verliehen. Das katzenhafte Leuchten ihrer Augen und ihre Vitalität waren nur deshalb nicht beflügelnd, weil sie so fordernd

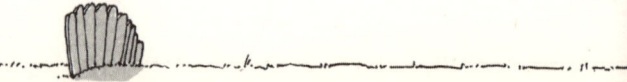

und unnachgiebig auftrat. Den gleichen Einsatz, den sie selbst bewies, verlangte sie auch von uns. Wir sollten genauso schnell und ehrgeizig sein und ebenso viele Überstunden machen und die Arbeit lieben und den Erfolg unserer Tätigkeit über private Ablenkungen stellen.

Um etwas Schlechtes an ihr zu finden, versicherten wir einander, sie wirke getrieben und verdränge tiefere Gefühle, sie halte an einem Image fest und trage eine Maske. Vergeblich warteten wir darauf, dass sie mit einem Burnout in eine Spezialklinik eingeliefert werden musste; dann hätten wir uns erholen können. Stattdessen litten wir unter Erschöpfung.

Das hing mit ihrer Wut zusammen. Heute kommt es mir vor, als sei sie permanent wütend gewesen. Als sei diese Energie ihre Antriebskraft gewesen. Ihr gefährliches Strahlen kam von einem inneren Kraftwerk, dessen Brennstäbe – um im Wortschatz unseres Netzwerks zu bleiben – nicht ausreichend gekühlt wurden. Wenn diese Frau explodierte, war das Büro

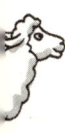

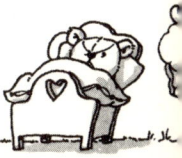

samt seinen neun Mitarbeitern für den Rest des Tages sowie drei folgende unrettbar kontaminiert.

Sie selbst fand nach zornigen Auftritten schnell zurück zur Normalität – zu ihrer Normalität. Wir nicht, denn wir fühlten uns schuldig. An unserem Mangel an Effizienz entzündete sich ihr Furor. Natürlich konnte sie sich auch über Vorgänge in der Welt aufregen; über Subventionen für schädliche Industrien, Rodungsgenehmigungen, Stromdealer, Fischfangquoten. Doch solche Themen stachelten ihren Ehrgeiz an und ließen ihren Einfallsreichtum aufblühen zu Pamphleten, Aktionen, Kampagnen. Starke Gegner liebte sie, weil sie mit ihnen in einen Wettkampf treten konnte.

Wir Untergebenen waren nicht stark, und zu unserer Inkompetenz fiel ihr nichts ein. Dass wir lediglich zehn Prozent unseres Gehirns nutzten – oder schlimmer, was wie zehn Prozent wirkte, waren unsere hundert Prozent –, das ließ sich nicht ändern. An dieser dumpfen Unabänderlichkeit rieb sie sich,

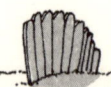

bis sie explodierte, und dann hieb sie mit dem Laserschwert ihrer Stimme unsere vergebens eingezogenen Köpfe ab. Wir wussten ja, dass wir zu nichts taugten. Nun zählte sie es noch in unwiderlegbaren Fakten auf. Mit ihrem sprühenden Zorn schien sie in den Raum hineinzuwachsen, bis zur Decke, nach allen Seiten, wie ein aus der Flasche befreiter Rachegeist. Darunter schrumpften wir. Wenn sie aus dem Raum gerauscht war, die Tür zugeknallt, die Fensterscheiben hatte erbeben lassen, blieben wir als elendes Häuflein zurück.

Natürlich waren diese Szenen theatralisch. Ihre Auftritte benötigten eine imaginäre Welt als Publikum. Wir waren als Zuschauer zu mickrig, und dass wir möglicherweise nicht Zuschauer, sondern empfindende Menschen sein könnten, blieb ihr verborgen. Wir versuchten nicht, sie darauf hinzuweisen. Wir redeten uns ein, alle weltverändernden Organisationen – auch die egalitären – bräuchten Führertypen und charismatische Galionsfiguren.

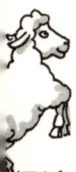
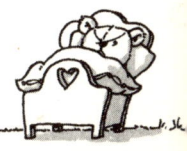

Nicht anders haben die Parteisoldaten historischer Despoten ihr Duckmäusertum gerechtfertigt, sofern sie nicht fliehen konnten oder wollten. Es sei denn, sie bewunderten die rasende Dynamik solcher Macht und ließen sich mitreißen. Von einem Besuch bei Albert Speer berichtete der niederländische Schriftsteller Harry Mulisch, Speer habe nur zwei Politiker bewundert: Adolf Hitler und Rudi Dutschke. »Ich verstand Speer genau«, erzählte Mulisch, »dieselben fanatischen Augen! Er war einfach verliebt in dieses Führerfleisch.«

Zwei oder drei Sanftmütige in unserem Büro waren ebenfalls ins Führerfleisch verliebt. Ich selbst verabschiedete mich nach zwei Jahren in die Selbstständigkeit mit dem Entschluss, mich nie mehr der Diktatur eines Vorgesetzten zu unterwerfen. Aus der Ferne bekam ich sporadisch mit, wie die Frau Karriere machte. Bald hatte sie keine Sachbearbeiter mehr unter sich, die an Freizeit dachten und Restauranttipps tauschten, sondern verantwortungsbewusste

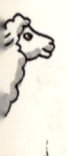
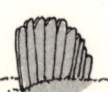

Referenten, die selbst Kompetenz und Führungs-
willen ausstrahlten.

Als ich dreizehn Jahre später in ihre Stadt kam, rief
ich sie an. Etwas bindet den Unterdrückten an seinen
einstigen Peiniger. Einerseits das Verlangen nach der
damals versagten Anerkennung, zum anderen der
Wunsch, der Peiniger möge ihm, seinem Opfer, verzeihen. Es gab noch einen Grund: Ich arbeitete an
dem Schlafprojekt, und diese Frau verkörperte einen
Typus unter den Wutbürgern, den ich bislang nicht
gewürdigt hatte. Ich sah sie als Führerfigur in einer
Reihe mit Spartacus, Cromwell, Robespierre, Zapata, Garibaldi, Lenin, Ho Chi Minh und Khomeini,
was ich allerdings verschwieg.

Wie finden diese permanent vibrierenden, den
Boden mit ihren Schritten maßregelnden Leute zum
Schlaf? Ich erinnerte mich, dass sie im Büro gele-
gentlich am Morgen berichtet hatte, in der Nacht
nur wenig oder überhaupt nicht geschlafen zu haben.
Wir hatten ihr beflissen Tipps gegeben (endlich wa-

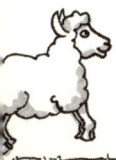
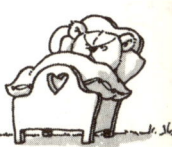

ren wir auf gleicher Höhe; sie war herabgestiegen) in Richtung Johanniskraut, Milch mit Honig, Baldrian oder Spaziergang um den Block und Atemübungen auf dem Balkon oder kalte Abreibung – verbunden mit der Hoffnung, sie werde in ausgeschlafenem Zustand etwas weniger unduldsam auftreten.

Vermutlich hat sie keinen unserer Ratschläge befolgt. Der einzige, den wir nicht zu geben wagten, wäre vielleicht der richtige gewesen. Mit triumphalem Augenzwinkern raunten wir uns zu, sie habe sicher Orgasmusschwierigkeiten. Irgendein gravierendes Defizit musste es geben. Erfolg im Beruf, Pech in der Liebe; das traf hoffentlich zu. Tatsächlich schien sie nur eine lose Beziehung zu haben, über die sie bisweilen verriet, ihr Freund käme zu Besuch oder sei zwei Tage da gewesen und sie sei froh, nicht mit ihm zusammenleben zu müssen.

Für meine Einladung zum Essen war ihr die Zeit zu knapp. »Wir haben jetzt den Ärger mit den Netzbetreibern«, erläuterte sie. »Bei den Konzernen *wol-*

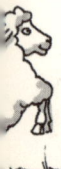
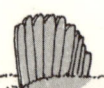

len sie den Blackout.« – »Habe ich gelesen«, behauptete ich, »und das bringt mich gleich zum Thema: Dunkelheit, Nacht.« Ich erzählte von dem Buch und dass ich mich fragte, wie rotierende Multitasker wie sie zur Ruhe fänden. »Robespierre soll nur drei oder vier Stunden geschlafen haben, Rosa Luxemburg ebenfalls«, erwähnte ich schlau. »Wie ist es bei dir?«

»Das ist mir gleichgültig«, sagte sie. »Ich habe nie das Gefühl gehabt, dass ich nicht schlafen *kann*, allenfalls dass der Schlaf mal nicht *kommt*. Aber wenn Schlaf gebraucht wird, kommt er auch. So einfach ist das.«

»Du befolgst keine speziellen Einschlafrezepte«, stellte ich ernüchtert fest. »Du hast keine individuellen Tricks.«

»Ich stehe auf und tue was«, sagte sie. »Irgendwas ist ja immer liegen geblieben.«

Ich bedankte mich von Herzen, im Stillen vor allem dafür, dass ich nicht mehr ihr Mitarbeiter war, der womöglich etwas liegen ließ und trotzdem schlief.

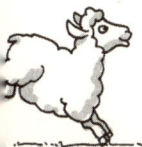
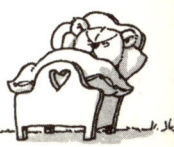

Vielleicht hatte sie nun doch das Gefühl, etwas schuldig zu sein, denn sie fügte hinzu: »Manchmal liege ich auch einfach nur da, im Dunkeln, und spule den Tag auf, rückwärts, von Mitternacht über Abend und Nachmittag und Mittag bis zum Morgen, bis zum Aufstehen. Das ist dann wie Aufräumen.«

Das war ein überraschender Hinweis. Etwas Ähnliches berichtet Victor Hugo von Oliver Cromwell. Zuverlässig waren die Quellen nicht, die Hugo zur Verfügung standen; sie verklärten den britischen Bürgerkriegsführer und Königsköpfer zum Shakespeare'schen Helden. Vielleicht gehörte Schlaflosigkeit zu diesem romantischen Heldentum. Doch dass Cromwell bei Schlaflosigkeit den Tag bewusst rückwärts aufrollte, wird sein Biograph nicht einfach erfunden haben. Es war offenbar das Mittel dieses Revolutionärs, zur Ruhe zu kommen. Und zwar so, wie es meine welterrettende Chefin beschrieb: mit der letzten Stunde anfangend rückwärts bis zur ersten nach dem Aufwachen.

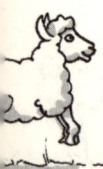
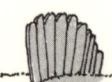

Wie detailliert Cromwell sich diesem Rückblick widmete, wird sich nicht klären lassen. Vielleicht schlief er darüber ein; das wäre ja der Sinn. Dasselbe Rezept findet sich beim viel bewunderten Inder Sri Aurobindo: man solle den Tag einrollen wie einen Faden auf eine Garnrolle; das jüngste Stück wird zuerst aufgerollt. Auf diesen Weisheitslehrer wiederum bezog sich Shirley MacLaine, die in ihren aktivsten Jahren zu den gefürchteten Overachievern und wütenden Workaholics zählte; sie war es sogar noch, als sie zu meditieren begann und den Jakobsweg abschritt. Auch sie hat den Tag wieder auf die Spule gerollt bis zum Beginn des Fadens, dem Augenblick des Aufwachens am Morgen. Nicht nur Wunderkinder werden dabei zwangsläufig müde.

Die Leistungsmenschen unter den Rebellen lassen das Anstauen von Groll gewöhnlich nicht zu. Sie gehen nicht hadernd ins Bett. Sie reagieren ihren Unmut vorher ab. Sie unternehmen sofort etwas, poltern los, greifen zum Telefon, schieben eine Aktion an,

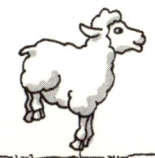
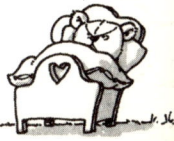

befreien sich mit einer klaren Schuldzuweisung. Das gebrüllte »Schulz! Sofort zu mir!« des Kommandanten in Lubitschs ›Sein oder Nicht-Sein‹ ist so eine befreiende Aktion.

Vom Revolutionär Ho Chi Minh berichtete sein Bewunderer David Halberstam, er habe brüllend Teetassen vom Tisch gefegt, gegen Möbel getreten, mit Papaya geworfen – um gleich danach zu entspannter Ruhe und überlegter Planung zurückzukehren. Das entspricht der scherzhaften Bemerkung der kämpferischen Oprah Winfrey: »Die Götter verfügten über die Möglichkeit, Blitze zu schleudern; wir müssen auf Teller und Gläser zurückgreifen.« Zum sofortigen Abreagieren, um dann gelassen die Arbeit fortzusetzen.

Zum Einschlafen, falls noch Reste von Anspannung fortwirken, hat sie hingegen einen konkreten Tipp, der sich wunderbar eignet für die erfolgsorientierten Effizienzgenies unter den Empörern, weil er den Leistungswillen und Spaß am Wettkampf

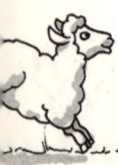
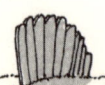

berücksichtigt: »Try your hardest to stay awake.« Wenn sie, Oprah, sich ertappe beim Versuch einzuschlafen oder gar bei der verzweifelten Frage »Warum nur schlafe ich nicht ein?«, dann gehe sie genau den umgekehrten Weg. Sie versuche wach zu bleiben, im Dunkeln mit geschlossenen Augen alle bewusste Kraft in diesen Gedanken zu lenken: Der Schlaf wird mich nicht kriegen, ich bleibe wach. Und meist gewinne, ziemlich schnell, der Schlaf.

Thomas Mann, kein Freund der Barrikade, jedoch ein früh entschiedener Gegner der Diktatur, daneben ein Verehrer der Tüchtigkeit, ein Mann, der sein Image pflegte und von den Gefühlsausbrüchen anderer überrascht war – auch das ist charakteristisch für den Typus des Klassenbesten –, hielt sich an langweilige Lektüre zum Einschlafen. Er hatte seine Vorlieben, Adalbert Stifter und Theodor Storm, das war Langeweile auf hohem Niveau. Entsprechend dürfen wir heute ohne schlechtes Gewissen auf Thomas Manns eigene Bücher zurückgreifen.

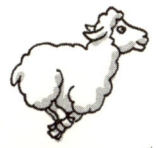
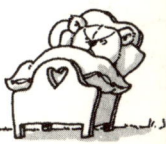

Der Leistungsethiker Napoleon rekapitulierte geschlagene Schlachten, erfolgreiche eigene, aber auch die Bataillen längst verblichener Feldherren. Das schläferte ihn ein. Bekanntlich schlief er während der Feldzüge kurz und tief, bekam jedoch als satter Kaiser Probleme. In beidem tat es ihm – nicht absichtlich, jedoch dem Naturell nach – der Krieger Ernst Jünger gleich. Im Schützengraben zu schlafen war für ihn, wie im Tagebuch glaubhaft beschrieben, das geringste Problem; die Erschöpfung war übermächtig. Später jedoch, in schlaffen Friedenszeiten, mussten künstliche Schlafmittel her; und dazu gehörte für ihn das Studium alter Heereszüge. Die Schläfrigkeit, die ihn dabei übermannte, wird verwandt sein derjenigen des zum Veteranentum verdammten Fußballkriegers Stefan Effenberg beim Betrachten längst vergangener Fußballspiele. Der Ausgang ist klar, Verbesserungsvorschläge greifen nicht mehr, ermüdender geht es kaum.

Vom arbeitswütigen Revolutionär Lenin weiß

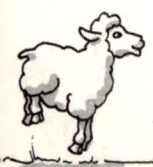
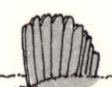

man, dass er im Bett Übungen machte, jedenfalls in späteren Jahren: Er streckte ein Bein gerade in die Höhe, beugte es dann im Knie, faltete die Hände ums Knie, zog es ans Kinn oder jedenfalls in die Richtung, streckte es wieder von sich, nahm dann das andere Bein und so fort. Auf bescheidene Weise entsprach das der gemeinsamen Körperertüchtigung der Brigaden vor Schichtbeginn und zum Ende eines Arbeitstages. Es diente der Entspannung, und da Lenins abendliche Übungen hundert Jahre her sind, dürfen wir ihn vielleicht, unter Umgehung des ähnlich verfahrenden Turnvaters Jahn, den Erfinder des Stretching nennen.

Eine Revolutionärin der Musik, Madonna, tagsüber eine grimmige Anbeterin der Disziplin und begnadete Netzwerkerin, schläft allein und verwendet die letzte wache Zeit in der Dunkelheit auf ein bewusstes Lockern von Zunge, Kiefer und Gesicht – meist angespannte Zonen bei Leistungsdynamikern. Aus kabbalistischen Studien hat sie dazu noch ein

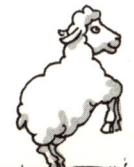
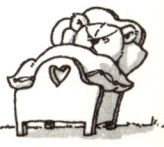

lustiges Rezept gefiltert: das allmähliche Unsicht-
barmachen des eigenen Körpers. Leider ist es kein
reales Verschwinden, nur ein gedachtes, eine Art
suggestives Löschen. Beginnend bei den Zehen aufwärts, schön langsam, werden Glieder und Knochen
und Muskeln Zone für Zone ausradiert. Die Vor-
stellungskraft auch schlichterer Naturen reicht dafür
aus. Der Effekt ist entspannend. Am Ende bleibt
nur der imaginäre Radiergummi, der zuletzt den
Scheitelpunkt und dann sich selbst ausradiert.

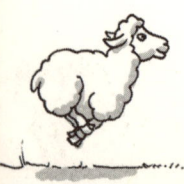
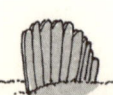

Rebellische Sehnsucht von Lord Byron bis Janis Joplin

Die erste Rebellengruppe, der ich angehörte, bekämpfte den Faschismus, vor allem die repressive Pädagogik, die strukturelle Gewalt in der Gesellschaft und das Rauchverbot an unserer Schule. Neben verschworenen Gleichgesinnten gehörte zu der Gruppe auch ein Außenseiter, ein bleicher Schüler aus der Parallelklasse, den etwas Tragisches umflorte. Nie erschien er anders als schwarz gekleidet; auf dem Pausenhof hielt er sich abseits. In unserer konspirativen Gemeinschaft, die schonungslos die autoritären Klassenstrukturen offenlegte und jeden Widerspruch der bürgerlichen Ideologie enthüllte, um schließlich zum Ergebnis zu gelangen, der ersehnte Raucherraum werde uns lediglich aus Gründen des Machterhalts monopolkapitalistischer

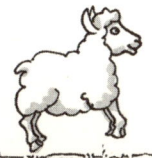

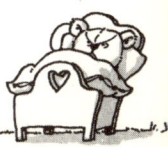

Interessen verweigert, in dieser Gemeinschaft hörte der bleiche Mitschüler zu Anfang sehr aufmerksam zu, hielt sich jedoch mit eigenen Beiträgen zurück. Mit der Zeit erschien er seltener, irgendwann blieb er ganz weg.

Als es mir einmal gelang, ihn nach Hause zu begleiten, gestand er, er käme sich fremd vor auf der Welt, in seiner Familie und leider auch in der Gruppe, zwischen deren Zielen und seiner Sehnsucht er keinen Zusammenhang entdecken könne. Sehnsucht, das Wort ließ unsereinen die Stirn runzeln; es war bürgerlich-sentimental. In der unerwartet opulenten Wohnung seiner Eltern fiel bei seinem Zimmer auf, dass er kein flammendes Che-Poster an die Wand gepinnt hatte, sondern das vergrößerte Schwarzweißfoto eines altertümlichen Herrn mit struppigem Vollbart, hoher Stirn und Löwenlocken. Weil ich wusste, wie Marx aussah, identifizierte ich den Mann als Engels. Doch es handelte sich um Michail Bakunin. Mein Klassenkamerad schwärmte für

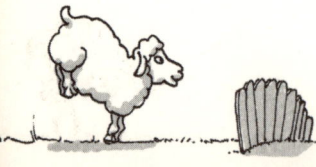

den Anarchismus. Das Wort gefiel mir; endlose Weiten öffneten sich in dem Klang, es war romantisch. Er selbst war romantisch. Nach dem Abitur verlor sich unser Kontakt. Doch zum sagenhaften fünfundzwanzigjährigen Treffen der Klassenstufe erhielt ich eine Telefonliste, auf der auch sein Name stand. Die Postleitzahl verriet, dass er auf dem Land lebte, nicht weit entfernt von meinen Eltern. Ich konnte ihn ohne großen Umweg besuchen.

Inzwischen glich er leibhaftig dem Foto, das er damals an der Wand hängen hatte (es zierte nun den Heizungskeller), auch hinsichtlich der Schwere seines Körpers, die möglicherweise von klaren Getränken herrührte. Er versorge sich, gestand er, vom Erbe seiner Herkunftsfamilie. Im Übrigen dichtete und malte er im Stil des Expressionismus und lebte getrennt von seiner Frau und einem Kind. Als ich sein Schlafzimmer sah, empfand ich Verständnis für den Rest der Familie. Dort stand ein Sarg. Es war ein übergroßes Modell, gezimmert aus schlichtem

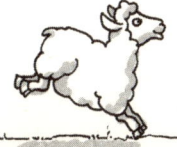
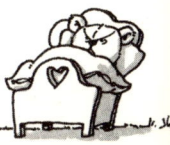

Kiefernholz, jedoch komfortabel gepolstert und als Bett zurechtgemacht. Kein Zweifel, er schlief darin.

»Und jeden Morgen, kurz vor Tagesanbruch«, scherzte ich, um meine Verlegenheit zu überspielen, »schlüpfst du hinein und ziehst den Deckel über dir zu.« Der Deckel stand angestaubt gegen die Wand gelehnt.

»Du magst das melodramatisch finden«, seufzte er; ich war nicht der erste erstaunte Gast. »Aber so erhole ich mich am besten. Was soll ich tun? Ich schlafe wunderbar im Sarg. Vielleicht würde es anderen ähnlich gehen. Aber wahrscheinlich eignet sich das nur für wenige.«

Ich musste zustimmen.

»Auf die Idee bin ich in einem Traum gekommen«, erzählte er. »Im Traum lag ich im Sarg. Und es war paradiesisch ruhig. Am nächsten Tag bin ich zum Tischler gegangen.«

»Hier im Dorf?«

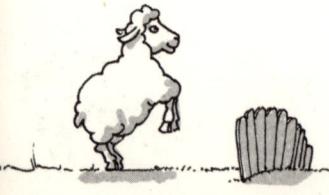

»Berechtigte Frage. Nein, dreißig Kilometer entfernt.«

So unabhängig von der Meinung der Umgebung war er denn doch nicht. Zum Klassentreffen tauchte er nicht auf. Man hatte nicht damit gerechnet. »Der hat sich immer für was Besseres gehalten«, sagten die, die sich an ihn erinnerten. Ein gewisser aristokratischer Nimbus war im Gedächtnis geblieben; auch jetzt lebte er im Bewusstsein des Besonderen, mied das Gewöhnliche und beneidete zugleich diejenigen, die es genießen konnten. Selbstmitleid war auch dabei (er hätte es Melancholie genannt) und womöglich eine Spur Masochismus.

Als ich die Schlafgewohnheiten von Rebellen erforschte, bedauerte ich, dass ich ihn nicht danach gefragt hatte. Über Bakunin fand ich nichts, nur dass der seine studentische Schlaflosigkeit auf die vorübergehende »Krankheit des Philosophierens« zurückführte; als er keine Philosophen mehr studierte, schlief er gut. Dann las ich, Giuseppe Garibaldi habe

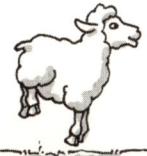
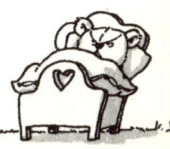

in einem Sarg geschlafen. Zunächst in Südamerika, erst noch zufällig, als ihm in einer Kirche, in der er bei Dämmerung Zuflucht suchte, ein offener Sarg am einladendsten erschien; was allerdings schon ungewöhnlich ist. Später tat er es häufig und in Italien schließlich gewohnheitsmäßig, anfangs wohl in seliger Erinnerung an die brasilianischen Guerillajahre. Er fand Erholung im Sarg wie andere Leute auf der Sonnenbank. Für die Feldzüge der Republikaner verfügte er über ein leichtgebautes Exemplar, das beim Standortwechsel auf einem Pferdewagen mitgezogen wurde. Seine Anhänger glaubten, er wolle Todesmut signalisieren. Doch Garibaldis Enthusiasmus für die Freimaurer legt nahe, dass dieses Nippen an der Ewigkeit ihm eine tiefe Regeneration verschaffte. Beim Bund der Freimaurer wurde oder wird zur Erlangung des Meistergrades eine Begegnung mit dem Sterben herbeigeführt, mit Hilfe von Dunkelheit und Sarg und Leichentuch. Das aus antiken Mysterien überlieferte Ritual soll als Nahtoderfahrung

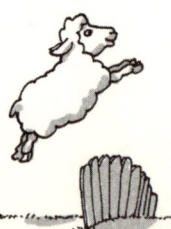

zur Befreiung führen, heraus aus dem gedanklichen Gefängnis der eigenen Person. Garibaldi erlebte das in der Loge von Neapel, und womöglich wurde er süchtig nach der Erfahrung und holte sie sich Nacht für Nacht wieder.

Oder verbirgt sich hier tatsächlich ein bislang sträflich übersehenes Geheimnis erholsamen Schlafes? Die kapriziöse Schauspielerin Sarah Bernhardt schlief in einem luxuriös gepolsterten Katafalk und erzählte jedem davon, Anaïs Nin tat es ihr später zur Probe nach. Marlon Brando soll es in jungen Jahren eine Zeit lang versucht haben; später war er schlicht zu beleibt. Von Klaus Kinski wird es ebenfalls behauptet; auch bei ihm war es mehr Inszenierung als echte Schlafhilfe. Das alles waren oder sind Missverstandene und solche, die sich missverstanden fühlen wollen, nach eigenem Bekunden ewig Suchende, Aufbegehrende aus Sehnsucht. Sie rebellierten und rebellieren nicht als Wutbürger, die eine Ortsumgehung erzwingen wollen; überhaupt nicht als Bürger,

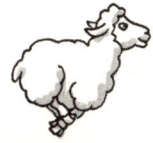
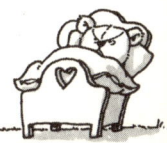

sondern gegen alle Bürger und gleich gegen den ganzen Ort samt allen Umgehungen und die Welt überhaupt. Auf disziplinierte Weise und gemeinsam mit anderen zu protestieren, ist ihnen verwehrt. Ihre Rebellion braucht das Bizarre, Schockierende, sie muss auf jeden Fall ungewöhnlich sein und hat ihren Sinn zuallererst in sich selbst; wenn irgendeine Veränderung dabei herausspringt, na gut, die wird vielleicht ans Revers geheftet.

Ein Kiefernholzsarg ist beim Discounter für zweihundert Euro zu haben, allerdings ohne Lattenrost. Einen Verleih, der einen Sarg zum Probeschlafen für drei Nächte in die Wohnung liefert, gab es bei Drucklegung dieses Buches noch nicht; er wird kommen. Bis dahin müssen leichter nachahmbare Rezepte herhalten. Zum Beispiel: Gitarre spielen. Das tat der Prototyp aller romantischen Rebellen, George Gordon Byron. Genau genommen war es eine Laute, zu der er in einsamen Nächten griff; dann nahm er am Fenster Platz wie ein Pierrot im Mond-

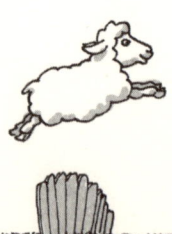

schein. Außer alten und neuen Sprachen hatte er als
Sprössling des Landadels das Deklamieren, Singen
und Musizieren erlernt. Er spielte mittelmäßig Violine, was als schlafschädigend einzustufen ist, und
recht gut Cembalo; das Instrument stand allerdings
nicht im Schlafzimmer. Dort gab es eine Laute, die
der Lord mit auf Reisen nahm. Reisen gehörte nicht
nur zu seiner rastlosen Natur; es wurde notwendig,
als Liebeskonflikte sein Verbleiben in Land und Gesellschaft unmöglich machten. Wenn er schon die
eigene Halbschwester oder die Ehefrau eines anderen
nicht mitnehmen konnte, dann wenigstens die Laute,
die das einzige Stück Heimat blieb auf seiner Odyssee durch die Länder des Südens. Sein Lied über
das Ende des lustigen Lebens, »We'll go no more
a-roving« (wörtlich: »Nun werden wir nicht mehr
umherschweifen«), hat er immer wieder zu dieser
Laute intoniert: »Though the night was made for
loving, and the day returns too soon, yet we'll go no
more a-roving by the light of the moon.«

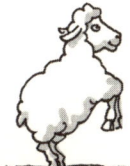
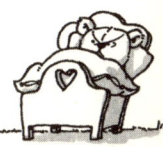

Wir können es aus dem Web herunterladen als Teil eines grenzenlosen Repertoires von Schlafmusiken, die dort kostenlos zu haben sind. Wer weder Violine noch Cembalo spielt und auch nicht am offenen Fenster in die Saiten greifen möchte oder dem die Nachbarn solches verwehren, der gibt bei YouTube »Sleep Music« als Suchbegriff ein, und das Repertoire wird aufgefächert. Vieles davon mag un-amerikanischen Ohren kitschig klingen. Für den alten europäischen Anspruch empfiehlt sich das Adagio aus Chatschaturjans ›Gayaneh‹-Ballettsuite, allerdings wirklich nur das Adagio. Damit senkte sich der einsame Regie-Rebell Stanley Kubrick in den Schlaf, und als Wahlengländer las er dazu die Gedichte der englischen Romantiker Wordsworth, Shelley, Keats und des herzensverwandten Lord Byron …

Regisseure, die sich als Einzelgänger gegen die Filmindustrie sperren, die sich mit Produzenten überwerfen und dafür zweifelhafte politische Gründe ins Feld führen, gibt es einige, und der berühmteste ist

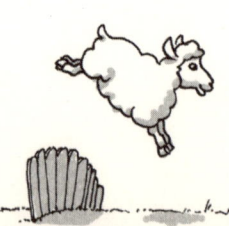

Orson Welles. Sein wachsender Unwille, einen Film nicht nur anzufangen, sondern auch durchzuhalten und womöglich sogar zu beenden, seine Neigung, parallel dazu lieber neue Projekte zu beginnen, kosteten ihn mit der Zeit alle finanziellen Unterstützer. Dem System Hollywood wolle er sich nun mal nicht beugen, erklärte er. Das war ein Teil der Wahrheit. Als Rebell gegen die Bürgerlichkeit war er zu Ruhm gekommen, mit der fingierten Radioreportage über die Landung von Marsmenschen; später geriet er ins Visier des Kommunistenjägers McCarthy. Doch er war, wie die anderen romantischen Rebellen, ein rebel without a cause, einer ohne Grund und ohne Ziel, ein Unruhestifter aus Temperament.

Wie findet so einer zur Ruhe? In allzu warmen Nächten stieg Orson Welles bei Schlaflosigkeit in eine randvolle kalte Badewanne. Das zog den Überschuss an hitziger Energie aus seinem Körper. In kalten Nächten hatte er eine Thermoskanne mit warmem Wasser neben dem Bett; daraus ein Trunk

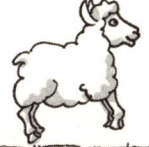
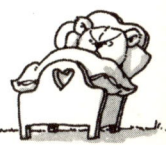

(auch beim Aufwachen zwischendurch) half der inneren Balance. Vor allem aber erzählte er. Solange eine Frau ihm zuhörte, erzählte er ihr, bis er einschlief (sie schaffte es vorher). Lauschte niemand, erzählte er sich selbst. Und was? Immer dasselbe: Moby Dick. Melvilles Roman konnte er auswendig hersagen.

Diese ewige Suche nach Erlösung war sein Thema. Sie ist das Thema aller romantischen Aufständischen. Der Kollege Ingmar Bergman, der gegen das sedierte schwedische Bürgertum wütete, war ebenfalls ein nächtlicher Alleinunterhalter. Grüblerischer als Orson Welles und weniger humorvoll veranlagt, stand ihm der Sinn nach leichteren Themen. Er erzählte sich selbst Märchen, in Fortsetzungen über mehrere Nächte. Das Lexikon der Märchentypen und -motive, das der Finne Antti Aarne zusammengestellt hatte, lag immer in Reichweite. Bergman schlug es irgendwo auf, wie andere es mit der Bibel tun, tippte mit dem Finger auf eine Stelle, las das Märchenmotiv (drei Wünsche, verborgener Schatz,

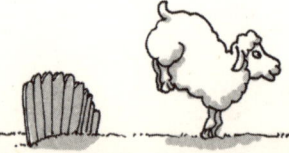

verzauberter Prinz) – und begann zu spinnen. Nur für sich selbst und für die Trolle der Nacht. Kein Diktiergerät nahm die phantasievollen Schöpfungen auf. Schade. Aber es lässt sich ja nachmachen.

Janis Joplin, nach eigener Erkenntnis »natural born rebel«, sang sich selbst Kinderlieder vor, leise, manchmal summend, manchmal lautlos. Die Welt, die sich ihr mit den Melodien öffnete, war sonnig beschienen und friedlich, fern des kriegerischen Erwachsenenlebens, wahrhaftig, harmonisch, frei. Dort war Geborgenheit. Die seelenverwandte Edith Piaf, die sich als ewig unverstanden erlebte, besaß eine Spieluhr aus ihrer Kindheit. Beim langsamen Drehen erklang ein Schlaflied: ›Au clair de la lune‹. Diese Spieluhr legte sie auf ihren Bauch und drehte, und dann kam irgendwann der freundliche kindliche Schlaf.

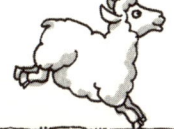
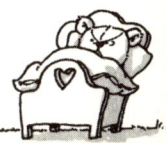

Aufstand des Gewissens von Sokrates bis Bob Dylan

»Ich liebe das gemeine Volk und halte mich fern von ihm«, verriet der Poet Peter Rühmkorf. Er gehörte zu den Denkern, die Wut gut und richtig finden, aber lieber von Weitem. Das Gewissen so eines Experten pocht. Bei Berichten über Aufstände und Protest dreht er den Fernseher lauter. Mehr zu tun, gar handfest mitzukämpfen, fällt ihm schwer, denn sein Temperament neigt zu Rückzug und Beobachtung. Es rumort in ihm, er ist aufgewühlt und versucht gerade deshalb, Distanz zu wahren. Er bleibt kritischer Zeuge. Er unterstützt die Wut durch Resolution oder Bekenntnis; etwa die Wut jener, die im Regen an der Strecke eines Atommülltransports ausharren oder vor einer Konzernzentrale die Fäuste ballen, die in einem Occupy-Camp frieren oder sich unter Einsatz

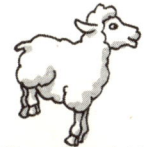
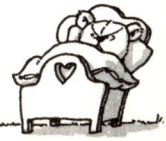

des Lebens gegen einen Diktator erheben in einem anderen Kontinent.

In die Ferne, da gehört die Empörung hin, findet dieser sensible Beobachter, da ist sie wichtig, da ist sie, um sein Lieblingswort auszuleihen, authentisch. Er glaubt die fernen Wütenden zu verstehen. Er drückt ihnen die Daumen. Wenn ein Kulturreporter ihn fragt, und er wird gerne gefragt, dann antwortet er sachkundig und solidarisiert sich öffentlich mit den Benachteiligten dieser Welt. Vor Kameras kann er zu echter Entrüstung auflaufen. Steht er in einem öffentlichen Amt unter Druck, fällt es ihm womöglich ein, eigenhändig eine Bewegung anzuschieben, zum Beispiel einen »Aufstand der Anständigen«. Notgedrungen macht er dann auch mit und marschiert eine Stunde lang vorneweg. Oder er reiht sich ein in eine Menschenkette, in der ihn allerdings andere Leute anfassen, und nachher ist er selig, weil seine Scheu vor Nähe wie von selbst zerschmolz; es war alles gar nicht so schlimm. Oder er setzt sich

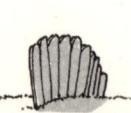
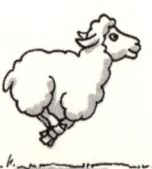

auf einen Schienenstrang, um für jedermann sichtbar einen Waffentransport zu blockieren; das taten Heinrich Böll und Walter Jens, ein paar Pastoren waren bestimmt auch dabei.

Heuchelei ist das nicht. Der mentale Unterstützer des Aufstands ist kein Zyniker. Er ist ein Wutbürger mit Durchblick. Es ist ihm nicht gegeben, brüllend auf einen Feind loszustürmen. Er ist ein Schachspieler, der die Züge des Gegners analytisch beobachtet und ihre Gefährlichkeit präziser einschätzt als das Heer entbrannter Straßenkämpfer. Seine Aufregung über Ungerechtigkeiten ist echt. Nur äußert er sie nicht emotional, deshalb nimmt man ihm die Empörung manchmal nicht ab. Dennoch ist sie wahrhaftig und von verwirrenden Gefühlen genährt. Der innere Aufruhr ist äußerlich kaum wahrzunehmen. Doch wer mit einem solchen Mastermind zusammenlebt wie ich jahrelang mit meinem Bruder, kann den Aufruhr hören, nachts, wenn die Zähne knirschen.

Peter Rühmkorf vermochte zu schlafen in seinem

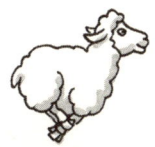
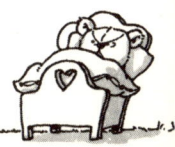

Häuschen am Elbufer, während anderswo seine politische Sache im Straßenkampf ausgefochten wurde; er vermochte zu schlafen, sofern er während des Tages die Empörung kompetent eingeordnet hatte, schriftlich oder per Interview. Das Gefühl, das Richtige gesagt zu haben, noch dazu in geschliffenen Worten, schafft Seelenfrieden; der moralische Selbstgenuss bringt schöne Träume. Nicht schlafen konnte der Dichter dagegen, wenn der Wind den Lärm des Containerhafens in sein Schlafzimmer trug, oder wenn in warmen Nächten am Strand vor seinem Haus Lagerfeuer entzündet wurden und unpolitische Biertrinker lauthals lachten oder Boxen vibrieren ließen. Doch ein sich selbst beobachtender Moralist schämt sich für private Wut; nur die gemeinnützige Variante hält er für zulässig. Deshalb greift er zu Sedativa und vertraut der Schulmedizin oder jenen Destillateuren, die Getreide in beruhigende Flüssigkeiten verwandeln.

Natürlich gibt es für den aufgewühlten Denker

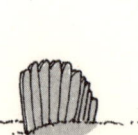
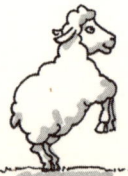

auch Schlafrezepte, die der Leber keine Mehrarbeit zumuten: Passiflora incarnata, ein homöopathisches Mittel. Imaginationstechniken (Du hast eine Million Euro gewonnen, an welche wohltätigen Organisationen verteilst du sie?), das stille gedankliche Aufsagen von Zungenbrechern (was nicht leichter fällt als das laute). Und Treppenstufen.

In seinen letzten Gymnasialjahren begann mein Bruder, Treppen zu steigen, hinab und wieder hinauf und hinab und hinauf. Wir wohnten im vierten Stock eines Gründerzeithauses, dessen einzelne Geschosse so hoch waren, dass untrainierte Besucher aufwärts auf den Zwischenabsätzen pausieren mussten – und sich auf die Fensterbänke stützend den Genuss der Aussicht vortäuschten. Wir oben hatten noch ausreichend Zeit, uns umzuziehen, die Schokolade zu verstecken und Tee zu kochen.

In seinem siebzehnten Lebensjahr, in einer schlaflosen Nacht, entdeckte mein Bruder dieses Treppenhaus als Einschlafhilfe. Im Fernsehen hatte er spät

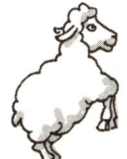
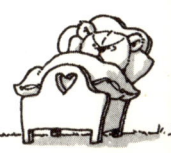

noch einen Bericht über Patente auf gentechnisch ver-
änderte Pflanzen gesehen (oder über Kindersoldaten
oder Pharmakonzerne oder Tropenwälder) und war
nach dem Ausschalten allein geblieben mit seinem
Grimm. Um sich zu erfrischen, beschloss er um den
Block zu gehen. Unten im Treppenhaus, im heraus-
geputzten Eingangsbereich mit den Marmorstufen
und dem Handlauf aus Messing, merkte er, dass
er den Haustürschlüssel vergessen hatte. Ärgerlich
stieg er wieder nach oben. Vor unserer Wohnungs-
tür, eben als er mich leise herausklopfen wollte und
die Hand hob, vernahm er ein metallisches Klirren
in seiner Brusttasche; er hatte den Schlüssel doch
mitgenommen!

In diesem Augenblick wurde er und mit ihm das
Treppenhaus in Dunkel getaucht; das Intervall für
die Beleuchtung war abgelaufen. Er hielt inne, bis
seine Augen sich daran gewöhnt hatten. Nach unten
spähend nahm er Inseln zaghafter Helligkeit wahr,
auf den Absätzen vor den Fenstern, durch die spär-

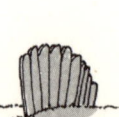
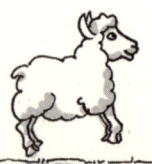

liches Licht von den Straßenlaternen drang. In dieser
mit sanften Lichtflecken gesprenkelten Dunkelheit
stieg er nun wieder nach unten, jetzt behutsamer,
weil ihm in der Dunkelheit jeder Schritt verräterisch
vorkam. Nun vernahm er auch die Geräusche aus
den Wohnungen. Rauschen in Rohren hier, Stimmen dort, den Pendelschlag einer Standuhr, einmal
ein Poltern, schlurfende Schritte, leise Musik. Unten
angekommen, obwohl er ja nun den Schlüssel hatte, verharrte er vor der Tür, als stünde er vor einer
magischen Schranke – wie die zum Aufbruch be-
reiten Gäste in Luis Buñuels Film ›Der Würgeengel‹,
die unter fadenscheinigen Ausflüchten im Haus des
Gastgebers bleiben und partout nicht mehr über die
Schwelle treten wollen oder können. Mein Bruder
vermochte das am folgenden Tag. In dieser Nacht,
erzählte er später, sei er wieder hinaufgestiegen, und
dann sei er sieben Mal im Dunkeln hinunter bis an
die Haustür und wieder hinaufgeschlichen durch ein
immer stiller werdendes Haus und habe sich selbst

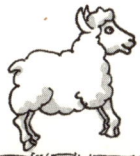
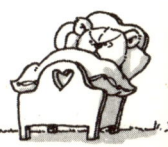

immer ruhiger und friedlicher gefühlt, bis er wusste, er würde einschlafen und würde durchschlafen – und selbst wenn er wach liegen müsste, wäre das nun ein tief erholsames Ausruhen.

Diese nächtlichen Stiegenhauswanderungen hat mein Bruder von da an oft wiederholt, nicht jedes Mal mit demselben Erfolg, doch er schlief merklich besser als vorher. Mir, der ich in jenem Jahr noch ein Zimmer mit ihm teilte, ersparten seine Ausflüge das Geräusch seiner reibenden Zähne, das wie das Knirschen von Winterstiefeln klang, die mühsam durch feuchten Schnee stapfen. Verschroben fand ich es, dass er sich einige Zeit später von Schulkameraden, die im selben Block wohnten, Schlüssel lieh und nachmachen ließ, dann auch von Freunden im Viertel, für deren hohe Häuser, in die er nun seine Nachtkletterereien ausdehnte. Damit verließ er den Raum der Meditation und begab sich ins Reich von Forschung und Expedition. Doch auch als Erkunder fremder Stufen und Nachtgeräusche fand er Schlaf.

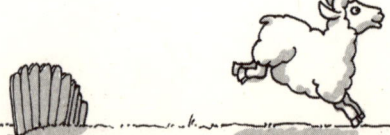

Die meisten Denker schlafen gut nach dergleichen Ritualen. So skurril die Gewohnheit in diesem Fall anmutet, sie ist bezeichnend für die Intellektuellen, in denen unterschwellig rumort, was anderswo ausgetobt wird. Sie lieben das wütende Volk, bleiben ihm vorsichtshalber fern, beschwören, beschreiben, bedichten es und befinden sich dabei in edler Gesellschaft mit Protestsängern und engagierten Künstlern und natürlich mit Karl Marx oder García Marquez, Doris Lessing oder Simone de Beauvoir, sogar mit Sokrates und wohl auch mit Martin Luther, der als Einzelgänger bis an seine psychischen Grenzen wanderte, den solidarischen Kampf mit Geschundenen jedoch mied; da blieb er lieber in seiner Kammer und rang mit seinem persönlichen Teufel.

Die Vordenker und Nachdenker der Rebellion lieben ihren Rückzugsraum. Sie sind gern allein, weil sie sich der Forderungen anderer oder gar deren Zuneigung sonst nicht erwehren können. Auf Verehrung verzichten sie. Sie sind genügsam. Etwas

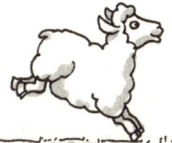
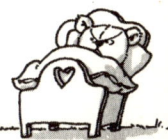

Mönchisches haftet ihnen an. Das Gelübde der Armut sei für ihn das geringste Problem gewesen, erzählte Heiner Geißler, der zeitweise dem Orden der Jesuiten angehörte. Später trat er aus Empörung gegen das ruchlose Wirtschaftssystem der Organisation der Globalisierungsgegner bei, Attac, und stützte deren wütende Aktionen von fern durch solidarisches Winken, womit er sein Bestes gab. Gegen die schlafstörende Wirkung des Zornes wanderte er lieber und stieg Berge hinauf und hinunter wie mein Bruder Treppenhäuser. Überdies ließ er einen Schlummertrunk aus dem eigenen Weinberg keltern. Mein Bruder wohnt übrigens mittlerweile zu ebener Erde. Er ist Forscher geworden, leitet jedoch auch ein Zen-Dojo, in dem die Gehmeditation kultiviert wird, das achtsame und gemessene Schreiten im Kreis. Mit diesem Bewegungsmantra schläft er gut.

Selbst die Frauen in dieser Liga bekennender Gewissensspürer haben etwas Mönchisches. Rosa Luxemburg begnügte sich mit einer Zweckehe zur

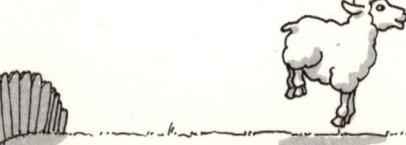

Erlangung der deutschen Staatsbürgerschaft, ordnete ein paralleles Liebesverhältnis der Revolutionsräson unter (»alles andere ist Quark«) und konzentrierte ihre Zuneigung auf eine Katze. Deren Annäherungsversuche wies sie nicht zurück. Mit Katze schlief sie besser. Auch von Alice Schwarzer und Patricia Highsmith ist über Katzen Dankbares zu hören, das nahelegt, ihre Gesellschaft sei der menschlichen vorzuziehen – jedenfalls wenn jemandem menschliche Nähe unbehaglich ist. Katzen bleiben unabhängig. Sie sind die Lieblingstiere der Mönche, bei thailändischen Buddhisten, Kartäusern, im Zen. Sie werden, wie Charles Baudelaire gedichtet hat, von »ernsthaften Weisen« (savants austères) geliebt; denn sie seien magisch, sphinxhaft, selber weise, vertraut mit dem Schweigen und der Dunkelheit. Sie sind ideale Gefährten für schlaflose Denker, sofern nicht eine Allergie vorliegt. Ihre Ruhe tröstet. In ihrem Schnurren, erklärte der Friedensprediger John Lennon, zeitweise Besitzer von zehn Katzen, vergehe der Lärm der Welt.

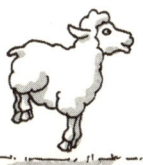
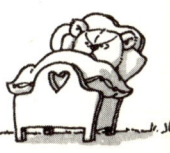

»I am made to live alone«, hat Joan Baez betont; doch eine Katze war immer mit dabei. Auch in ihrer Mönchsklause, in dem solide gezimmerten Baumhaus, in dem sie sich mehr daheim fühlte als in ihrer Villa auf demselben Grundstück. Joan Baez hat keinen Anlass zum Wutbürgertum ausgelassen. Sie hat für die Bürgerrechte der Schwarzen geredet und gesungen und gegen den Vietnamkrieg, für die Rechte von Schwulen und gegen die Todesstrafe, für die Umwelt und gegen den Irakkrieg, für jeden einzelnen demokratischen Präsidentschaftskandidaten und immerzu gegen Armut und Ungleichheit, alles von Weitem, von einer Bühne oder Tribüne aus, notfalls auch mal untergehakt, wenn es sich partout nicht vermeiden ließ, »aber mit anderen zusammen schweige ich lieber«.

Das tut sie tatsächlich, und dieses Schweigen folgt einem Zeremoniell. Jenseits der vierzig hat Baez eine kontemplative Gewohnheit wiederentdeckt, von der sie in ihrer Kindheit befremdet war: das wortlose

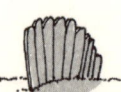
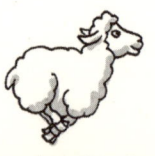

Beisammensitzen der Quäker. Es ist ein bewusstes Schweigen, zu dem man sich sammelt und in dem sich eine Kraft der Stille ausbreitet, die auch nach dem Auseinandergehen bei den Teilnehmern bleibt. Einmal am Tag davon gekostet, und der Nachtschlaf mit Schnurrbegleitung im kargen Raum ist gesichert; die Protestnote am folgenden Tag ebenfalls.

Bob Dylan übrigens, der langjährige Weggefährte, der sich noch weiter vom gemeinen Volk ferngehalten hat und desto beflissener zum heiligen Gewissen der Nation erhoben wurde, zeichnet still. Die Zeichnungen, meist mit Bleistift, später koloriert und vage dem Expressionismus verpflichtet, würden niemandem auffallen und keine Preise erzielen, wäre nicht der Urheber so berühmt. Doch darauf kommt es nicht an. Die Konzentration auf Linien, Striche, räumliche Wirkung und Komposition holt den Zeichner aus der Welt der kreisenden Gedanken. Das ist die Brücke zum Schlaf. Auf die Frage, warum er seinen Tag mit etwas so Gedankenlosem wie Sudo-

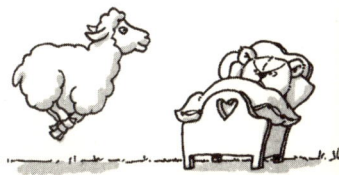

kus beschließe, antwortete der Friedensreisende Kofi Annan, gerade deshalb: weil er die Gedanken dabei loswürde. Weil die abstrakten Zahlen im Sudoku, anders als Worte im Kreuzworträtsel, keine Assoziationsketten in Gang setzten. Solitaire sollte also auch funktionicren, sogar mit leibhaftigen Karten. Der Moralprediger Heinrich Albertz legte nach einem Tag voller rhetorischen Engagements für Gerechtigkeit und gegen Mittelstreckenraketen eine Patience. Und schon war Frieden.

Bei Dylan hat eine kalifornische Therapeutin namens Tapas Fleming noch etwas anderes entdeckt. Als Linkshänder halte er beim Zeichnen den Stift so, dass sensible Akupressurpunkte in den Fingerkuppen gedrückt würden. Versehentlich natürlich, doch die Wirkung stellt sich trotzdem ein: Diese Druckpunkte segnen den Zeichner mit Müdigkeit und Vergessen. Welche sind es? Funktioniert die Technik auch ohne Stift? Und am Ende sogar mit rechts? Ausprobieren. Die Pressurexpertin empfiehlt zum

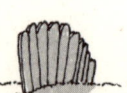
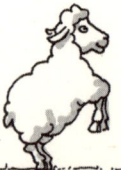

Testen das Drücken des letzten Gliedes des kleinen Fingers der linken Hand. So als sei dieses Fingerglied der Stift, soll es gedrückt gehalten werden, einen Atemzug lang, und nicht nur einmal, sondern magische einundzwanzig Mal. Wer zehn Minuten später immer noch wach liegt, darf es mit der rechten Hand probieren.

Dylans absichtslose Methode zeigt auch, dass Schlaftechniken unwissend und intuitiv gefunden werden. Sokrates hatte keine Ahnung von Tai-Chi und Qigong. Doch er beherrschte die Kunst, im Stehen zu schlafen. Seine Schüler Xenophon und Alkibiades haben es berichtet: Er vermochte lange – angeblich stundenlang – auf einem Fleck zu stehen, unansprechbar in sich versunken, wie eine vom Geist verlassene Körperhülle, und sei hinterher erholter gewesen als die Gefährten, die sich zum Liegen gebettet hatten. Studenten des Qigong erstaunt das nicht. Die Basisübung »Stehende Säule« ist identisch mit der Sokrates-Übung. Dabei gilt es, bewegungs-

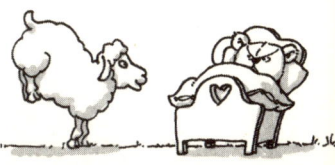

los, aufrecht und mit bewusst tiefem Schwerpunkt zu stehen. Meister tun es, wie der alte Weise, stundenlang. Ich selbst, der Autor dieses Buches, tue es inzwischen auch, allerdings nur für zehn Minuten, und außerdem sehe ich dabei fern. Ob das streng fernöstlich oder sokratisch ist, weiß ich nicht, doch es energetisiert und verschafft eine spürbare innere Ruhe. Wenn es zur Methode gemacht wird, steigt sogar die Kraft zu Widerstand und Selbstbehauptung. Sokrates wurde schließlich wegen fortgesetzten subversiven Wutbürgertums zum Tode verurteilt. Wie glaubhaft versichert wird, hat ihn das nicht gestört. Er legte sich hin und schlief ein.

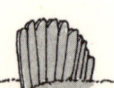
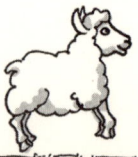

Unberechenbare Ausbrüche von Helmut Kohl bis Julia Roberts

Während der ersten Regierungszeit von Barack Obama traf ich meine erste Liebe wieder, im verschlafenen Supermarkt eines Städtchens in der brandenburgischen Provinz. Es war einer der Zufälle, die das Schicksal aus Schadenfreude arrangiert. Wir wollten uns beide mit Proviant eindecken; natürlich unabhängig voneinander, aber jetzt schnitten sich die Linien. Sie war auf der Durchreise zu einem Treffen zur Verbesserung des globalen Zusammenlebens, ich befand mich am Morgen nach einer Lesung auf dem Weg zum Bahnhof.

Sofort war ich bezaubert von der Begegnung, sie nicht. Nach kurzem Austausch stellte sie fest, ich sei gealtert; geändert hätte ich mich in keiner Weise. Auf meine heuchlerische Erwiderung, ich fände sie

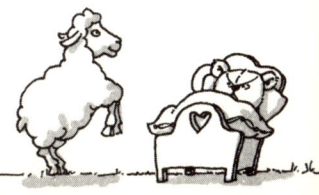

jugendlich wie ehedem, sie hätte lediglich an Charisma gewonnen, ging sie gar nicht erst ein. Wenn ich über meinen Schatten springen und mal etwas Ernsthaftes beitragen wolle, teilte sie mit, könne ich gleich einsteigen in den Kleinbus auf dem Parkplatz. Da warteten die anderen. Sie seien unterwegs zu einer Demo gegen den Afghanistankrieg. Ein Friedenskämpfer sei ausgefallen, deshalb sei ein Platz frei, und jeder noch so geringe Widerstand gegen die Kriegstreiberei zähle. Meiner Einladung in ein Café war sie damit zuvorgekommen. Also folgte ich ihr. Aus Neugier, wie ich mir selbst einredete; in Wahrheit, um zu beweisen, dass ich mich keineswegs nur um mich selbst drehe, sondern sehr wohl für das Gute eintreten kann.

Die sieben Mitreisenden hinter den beschlagenen Scheiben des Kleinbusses, die sich nun Wasser und Chips ohne Genmais teilten, kamen mir vor wie Gestalten aus einem Museum deutscher Bürgerbewegungen. Sie begrüßten mich mit schlaffer Solidarität.

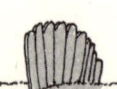
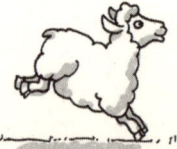

Die Frau, die mit einer gewissen Zackigkeit hinterm Steuer Platz nahm, war nicht unverändert, aber sie war sich selbst treu geblieben. So wie hier war ich vor unnennbaren Jahren mit ihr und übermüdeten Vasallen nach Krümmel oder Brokdorf gefahren. Nur dass sie jetzt über ein Navigationsgerät verfügte und damit ihre Probleme hatte. Vielleicht wollte sie sich auch der anmaßenden Autorität des Gerätes nicht unterwerfen.

Nach etlichen Kilometern wurden die Straßen überraschend schmal. Die Anweisungen der dezent freundlichen Männerstimme aus dem Lautsprecher waren nur noch schwer mit dem tatsächlichen Gelände in Einklang zu bringen. Die Frau kommentierte die höflichen Aufforderungen mit Hohn. Von den Bänken hinter uns war nur das Krachen der Chips zu hören. Sie begann zu fluchen, als der Navigationspfeil, zitternd wie ein unsicherer Prüfling, die Durchquerung eines Rapsfeldes vorschlug. Sie folgte dem Vorschlag nicht. Etwas später mündete die Straße

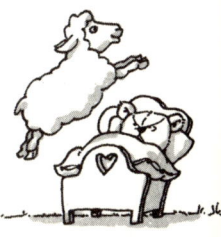

in Furchen, die ein Traktor in einen Kartoffelacker gegraben hatte. Die Atmosphäre im Kleinbus war unentspannt. Niemand traute sich, etwas Lustiges in der Situation zu entdecken. Als der unsichtbare Gentleman im Navigationsgerät, der sich anhörte, als trüge er einen grauen Anzug, zum weiteren Geradeausfahren aufforderte, und zwar bis zur Abzweigung in elf Kilometern Entfernung, verlor die Frau die Fassung. Sie schrie. An dieses Schreien erinnerte ich mich auf Anhieb. Nur dass sie jetzt das Gerät meinte. Und dann, das kannte ich allerdings nicht, schlug sie mit kräftiger Faust auf das Display, versetzte ihm schließlich einen Ellenbogenschlag, der nach trainierter Selbstverteidigung aussah, und dann noch einen, bis die Scheibe gebrochen war und die Stimme schwieg.

Stille. Der dezente Herr lag ausgeknockt am Boden. Er würde nicht wieder aufstehen. Auch das Krachen der Chips hatte aufgehört; abgebissene Stücke blieben am Gaumen kleben. Zur Spannungs-

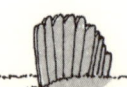
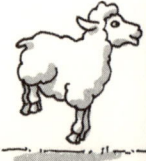

abfuhr ließ ich das Seitenfenster herunter. Warme Brise. Lerchengesang. »Man kann online Updates machen bei diesen Geräten«, wagte ich zu sagen. »Das ist auch sinnvoll.« Der Nachsatz hätte nicht sein müssen. »Wenn du willst, kannst du gleich hier aussteigen!«, schrie sie. »Du bist immer noch so leidenschaftlich«, erwiderte ich, um dem Gespräch eine positive Richtung zu geben. »Steig aus!«, heulte sie, wobei ich spürte, dass das Schlachtvieh auf den Rückbänken nicht hundertprozentig auf ihrer Seite war. »Jetzt! Hier!«

Das tat ich. Es war Mai, die Sonne schien, in einiger Entfernung hinter Eichenwipfeln leuchteten hellrote Ziegeldächer; es gab Zivilisation. Ich entfernte mich rasch ein paar Meter vom Wagen, sodass bei ihren wütenden Wendemanövern lediglich der Ackerboden verwundet wurde. »Danke!«, musste ich ihr noch nachrufen. »Und mach das Update!« Obwohl es bei diesem Gerät nicht mehr anschlagen würde. Am Ackerrain entlang wanderte ich zum

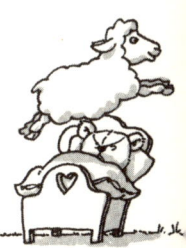

Dorf. In einem Gasthof bestellte ich ein Taxi, auf das ich nahezu eine Stunde warten musste. Ich entspannte mich in dem Gefühl, etwas Besonderes erlebt zu haben.

Es ist kein Widerspruch, dass in der Friedensbewegung entschlossene Krieger unterwegs sind. Und dass für die Reinheit der Umwelt sich auch Leute einsetzen, die ihre unmittelbare Umgebung vergiften. Wer sich engagiert, hat Feuer. Und je nach Veranlagung glimmt es oder lodert und faucht und kann, bei tauglichem Brandbeschleuniger, schon mal explodieren. Gewiss gibt es in Menschenrechtsbewegungen auch Charaktere wie Joseph Beuys, von dem Gabriele Henkel sagte: »In seiner Nähe konnte kein Streit entstehen.« Diese Leute sind rar und segensreich. In diesem Kapitel geht es um das gegenteilige Temperament, in dessen Umgebung leicht Streit entbrennt und, falls Frieden herrscht, dieser Frieden immer trügerisch wirkt.

Die Frau war bereits als junges Mädchen skep-

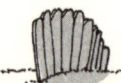

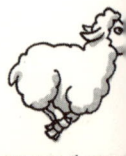

tisch bis misstrauisch gewesen und hatte sich schnell bedroht gefühlt (von Konzernen, Computerviren, schwer einschätzbaren Leuten). Sie malte sich aus, was alles schiefgehen könnte, scannte die News nach derartigen Meldungen, entdeckte das Bedrohliche auch in scheinbar harmlosen Neuigkeiten und vermochte es anderen auszumalen, um sie als Verbündete zu gewinnen. Ihr ständiger Argwohn mochte aus ihrer Sicht gerechtfertigt sein; entspannend wirkte er nicht. Auch nicht auf beste Freundinnen, denn eine beste Freundin spürt die detektivische Indiziensuche im Verstand gegenüber; sie merkt, dass sie ambivalent beurteilt wird.

Schlafbegabt ist so ein Charakter nicht. Eine latente Alarmbereitschaft bleibt. Kränkungen werden recycelt, Abgrenzungen geplant. Unter dem Deckel der Selbstkontrolle kocht es. Bis der Deckel hochfliegt. Im privaten Umkreis stellen in so einem Fall die Nachbarn den Fernseher leiser, um den Ausbruch nicht zu verpassen. Öffentlich zücken die Royalty-

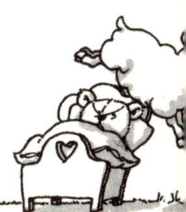

Experten die Kameras. Celebrities wie Mel Gibson oder Naomi Campbell werden, wenn sie mal wieder eine Stewardess oder Haushälterin verprügelt haben, zu Sozialarbeit plus Anti-Aggressivitäts-Training verurteilt. Da erlernen sie dann bewusstes Atmen, den Unterschied zwischen dem Spüren der Emotion und dem Ausagieren, sie trainieren in nachgestellten Situationen das langsame Zählen bis neun und das gelassene Reagieren und werden in die Kunst der progressiven Muskelrelaxation sowie der Meditation eingeweiht. Nach erfolgreichem Abschluss des Trainings wissen beide Seiten: Man sieht sich bald wieder.

Einer meiner Gefährten im spirituellen Pfadfinderspiel, ein Mann von fünfzig Jahren, der Regierungen, Händlern und sozialen Netzwerken mit tiefem Misstrauen begegnet, ist morgens und abends für jeweils eine Dreiviertelstunde für niemanden zu sprechen. Dann versenkt er sich in die Achtsamkeitsmeditation, seit bald dreißig Jahren. Während ich an

diesem Buch arbeitete, hat er in einem Aufwallen von Erbitterung die Windschutzscheibe eines Autos zertrümmert; eines Autos, das ihm, dem Fußgänger, das Vorrecht zu nehmen drohte. Von der Windschutzscheibe blieb ein gestirntes Netz feiner Risse, dahinter eine zu Tode erschrockene Fahrerin. Doch nicht dass er bezahlen musste, wurmte ihn. Sondern dass er nach so vielen Jahren Gelassenheitsübungen derartig unkontrolliert reagiert hatte. Die Wut sei jäh in ihm emporgestrudelt und habe ihn sozusagen übernommen wie ein Alien ein argloses Menschenwesen.

Er war erschrocken und beschämt. Für ihn als engagierten Linken war es ein besonderer Grund der Sorge, dass er sich an Helmut Kohl erinnert fühlte, wie der in Halle auf Demonstranten losging, zwei Jahre nach der Wende; wie ein wilder Stier, weil man ihn mit Eiern beworfen hatte. Übrigens trug das dem Kanzler damals nicht nur Hohn ein, auch Respekt. Anders als namenlose Bürger werden Prominente bei aller Empörung immer auch bewun-

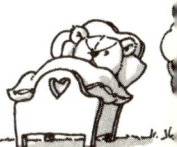

dert, wenn sie ausrasten; als erlaubten sie sich etwas, das anderen verwehrt bleibt; oder als durchbrächen sie einen Codex, der alle knechtet. Und wenn sie erst gestorben sind, wie der wilde Wüterich Klaus Kinski, werden ihre spektakulärsten Ausbrüche zu strahlenden Glanzpunkten eines wachsenden Heiligenscheins.

Mein Freund stellte noch etwas Verblüffendes fest: Trotz Schreck, Scham und Aussicht auf eine Anzeige fand er in der Nacht nach diesem Ausbruch bald zur Ruhe. Gewöhnlich schlief er schlecht. Warum ausgerechnet nach dieser Aufregung so tief und fest? Ein handgreiflicher Experte für dergleichen Wutanfälle, der Wiener Romancier Heimito von Doderer, hat aus eigener Erfahrung eine Antwort gereimt: »Die epigrammatische Faust erledigt, was sonst gründlicher beschädigt.« Kurzes kräftiges Zuschlagen, heißt das, ist gesünder als langwieriges Aggressions-Management.

Doderer handelte entsprechend. Er hielt den Faust-

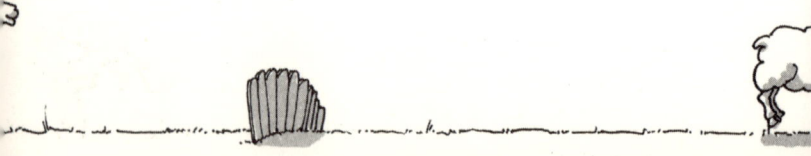

hieb – und keineswegs nur den symbolischen – für eine Kulturtechnik des Protestes. Das ist er wohl auch, für ihn und seinesgleichen, bei denen es immerzu köchelt und die viel Kraft darauf verwenden, die Vulkandecke geschlossen zu halten, die ja doch irgendwann hochfliegt, und dann kommt es zum flächenvernichtenden Ausbruch. Der Fausthieb wäre eine Art Aderlass. Omar Sharif findet es normal, ab und zu jemanden zu ohrfeigen, einen Parkwächter oder eine Autogrammjägerin. Er setzt damit, wie im Mannschaftssport ein brachiales Foul umschrieben wird, »ein Zeichen«. Naomi Campbell hat Boxunterricht genommen und schlägt Sandsäcke, gesteht aber, dass es gelegentlich doch nötig ist, einen realen Sack zu verprügeln. Marshall Mathers alias Eminem langt immer wieder zu, »auch bei Brillenträgern«, obgleich ihm während der Reha in mehrwöchigem Intensivseminar beigebracht worden ist, wie man Kissen knickt. Prinzen und Prominente vertrimmen Paparazzi.

Nicht alle, die das Gefühl haben, ihre Grenzen

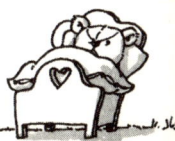

würden überschritten, setzen auf diese Weise Zeichen. Doch in wutbürgerlichen Bewegungen mag es mal nötig erscheinen. Eine Bewegung, die immer friedlich bleibt, wird nicht ernst genommen, wie eine Fußballmannschaft, die keine Härte zeigt oder der es, wie die Trainer rügen, an »Killerinstinkt« mangelt. Immer nur Kekse backen für den Frieden, Bilder malen gegen den Fremdenhass, an einem Hungertuch weben, interreligiöse Wunschsamen pflanzen, das Licht zu einer festgelegten Stunde an- und ausschalten oder pünktlich zu einer Gedenkminute innehalten, auf einer Website gegen den Krieg abstimmen und im Weinberg des Dalai Lama beim Keltern helfen: Das ist liebenswert und hat genau deshalb wenig Resonanz.

Die Kulturtechnik des Fausthiebs dagegen wird beachtet. Sie muss gar nicht propagiert werden. Sie wird ohnehin angewandt. In jeder Bewegung laufen diese Leute mit – nicht ganz vorn, aber im Team sehr bemerkbar –, die versteckte böse Motive hinter

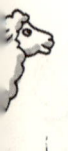
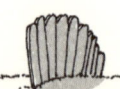
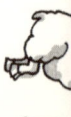

freundlichen Angeboten wittern, die keine Kränkung vergessen haben und deren seismographischer Argwohn eine feindliche Bewegung wahrnimmt, lange bevor andere sie für real halten. Vielleicht wird die Bedrohung auch nie real. Die Leute mit dem überfeinen Gespür für Gefahr sind selbst unsicher. Deshalb führen sie nicht nur sich selbst, sondern auch ihren Gefährten vor Augen, was Schlimmes passieren könnte. Vielleicht passiert es mal wieder nicht. Und weil sie schon so häufig »Wolf!« gerufen haben, und dann kam nie einer, werden ihre Warnungen mitunter nicht wirklich beachtet. Man beschwichtigt, spielt herunter, bezichtigt sie der Einbildung, als entwickelten sie Verschwörungstheorien, was sie allerdings oft tatsächlich tun.

Weil sie nie so ernst genommen werden, wie es ihrer eigenen Einschätzung entspricht, weil auch ihre Grenzen nie so recht respektiert werden, kommt es zu jenen unbeherrschbaren Eruptionen. Die sind zugleich einschüchternd und lächerlich, etwa so wie

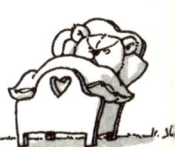

das Explodieren Donald Ducks, des Lucky-Luke-Gegners Joe Dalton oder des historischen HB-Männchens, also wie die Tobsuchtsanfälle von Zeichentrickfiguren. Die im Zeichentrick schön sichtbare Abfuhr des Überdrucks (die Figuren fliegen selbst in die Luft) wirkt Wunder. Nicht so sehr für die Umgebung, aber für die tobende Person. Es bringt sie wieder in die Balance. Sie kann beruhigt ins Bett gehen.

Für preisgekrönte Künstler wie Heimito von Doderer oder Eminem oder Kinski gehörte eine Portion Prügel am Tag zu den besten Rezepten für eine erholsame Nacht. Wutbürger, die ihr Anliegen und das der Genossen durch Schlägereien nicht desavouieren wollen, können zunächst unauffälligere Techniken ausprobieren. Wuttherapeuten bieten häufig Atem- oder Imaginationsübungen an. Deren Wirkung ist freilich zwiespältig. Dem empfindlichen Edgar Allan Poe, der allenthalben Feindseligkeit und Herabsetzung argwöhnte und deshalb schlecht schlief, gab sein Förderer Frederick Thomas ein von ihm selbst

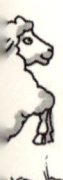
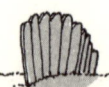

erprobtes Rezept: Poe solle sich mit Hilfe seiner wundersamen Phantasie in eine alte Standuhr versetzen und sich dann vorstellen, wie er mit jedem Pendelschlag tiefer und tiefer in die Matratze sinke. Dem Dichter wuchs aus der Methode etwas ganz anderes: In seiner Vorstellung entfaltete sich die Geschichte von ›Grube und Pendel‹, die seither vielen Lesern den Schlaf geraubt hat.

Julia Roberts, der die Wutausbrüche mit zunehmendem Alter weniger rasch verziehen werden, stellt sich vor, auf einem Fahrrad zu fahren. Das tut sie tagsüber wirklich. Nun unternimmt sie die Touren auch bei Nacht, im Dunkeln, im Bett, ohne ein Bein zu bewegen. In der Phantasie fährt sie die Wege ab, die sie vom Tag her kennt, stellt sich die Straßen und die Häuser und die Läden und die Hydranten und kreuzenden Wege und Reklametafeln vor, die sie radelnd passiert, und nach eigenem Bekunden schläft sie dabei immer ein, meist schon »nach einer halben Meile«. Das klingt nachahmenswert und fällt

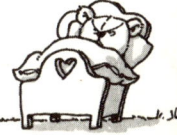

leichter als die Gewohnheit Reinhold Messmers, der zur Beruhigung imaginativ ganze Achttausender besteigt, wenngleich nicht in einer Nacht. Es kann auch eine im Gedächtnis gespeicherte Schiffsreise sein, eine Skateboard-Fahrt oder der Weg zum Bahnhof. Auf die detaillierte Rekonstruktion kommt es an. Sie ist das Einschläfernde, das alle anderen Themen verblassen lässt. Und am folgenden Tag kann man dann wieder erfrischt mit der Faust auf den Tisch hauen.

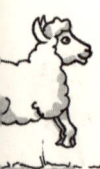
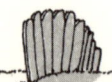

Subversiver Schabernack von Voltaire bis Nina Hagen

Nina Hagen hat schon mehrfach die Revolution ausgerufen. In der Zahl verkündeter Umwälzungen liegt sie mittlerweile gleichauf mit Christoph Schlingensief. Vielleicht sogar mit Carlos Castaneda, der eine Revolution in Permanenz ausgerufen hat; allerdings handelte es sich um eine innere Revolution. Karl Marx hat nur in seiner Jugend von permanenter Revolution gesprochen, mit den Jahren wurde ihm der Begriff unbehaglich. Doch es gibt sie, diese ewigen Rebellen. Es sind die Leute, die dafür gelobt werden, dass sie sich »immer wieder neu erfinden«. Dahinter steht die Neigung, lieber etwas Neues zu beginnen, als etwas Begonnenes abzuschließen. Wenn es darum geht, Widerstand anzukündigen und Aktionen zu erfinden, ist so jemand mit echtem Enthusiasmus

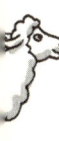

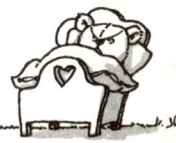

dabei. Sein Engagement hat Feuer. Er ist beflügelnd und mitreißend. Er beschwört die Zukunft und reckt die Faust mit der Fackel der Inspiration in den Himmel.

Bis er keinen Spaß mehr hat. Und er hat keinen Spaß mehr, wenn es zu viel Gegenwehr gibt. Wenn die Revolte ihren spielerischen Charakter verliert. Wenn der Aufstand schmerzhaft wird. Wenn es regnet. Dann reist er ab, gern über Nacht, und hinterlässt einen Zettel oder schickt eine SMS mit goldenen Worten wie »In mir habt ihr einen, auf den könnt ihr nicht bauen«; falls er das nicht schon vorher angekündigt hatte. Er könnte auch Zeilen absondern wie »Bei den Erdbeben, die kommen werden, werde ich hoffentlich meine Virginia nicht ausgehen lassen« oder »Erst kommt das Fressen, dann kommt die Moral«. Bertolt Brecht, der Urheber dieser Maximen, gehörte zu den fahnenflüchtigen Schelmen. Der Nachschub an Cognac und Zigarren war ihm wichtiger als der Sieg untadeliger – und das

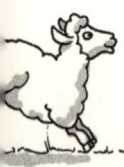
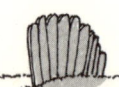

heißt meist asketischer – Revolutionäre. Er besaß sein Haus, sein proletarisches Theater, sein Schweizer Konto und seinen amerikanischen Pass. Er war ein ideologischer Balance-Artist. Ein Jongleur.

Solche schillernden Typen laufen bei jeder fortschrittlichen Bewegung mit. Grimmig marschieren können sie nicht. Sie sind heitere Flaneure. Wortgewandt und als Entertainer begabt, sorgen sie für gute Stimmung und Motivation. Als Visionäre möchten sie die Leichtigkeit nicht verlieren; deshalb lässt, wenn es ans Umsetzen geht, ihre Begeisterung nach. Sie haben Spaß daran, Pläne zu entwerfen, sind bei der Ausführung jedoch mit anderen Zielprojektionen beschäftigt, häufig an mehreren Orten gleichzeitig, um sich viele Optionen offenzuhalten. Christoph Schlingensief entdeckte für sein revolutionäres Operndorf in Afrika immer wieder neue Standorte. Jedes Mal war er begeistert, jeder Ort schien ihm in aufrichtigem Überschwang besser als der vorherige. Mitschreiben mussten andere, und

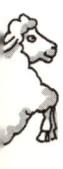
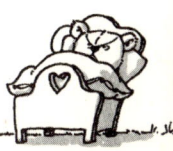

das Aufräumen blieb jenen überlassen, die verwirrt zurückgelassen wurden. Das ist typisch für den Flaneur der Revolution. So einer heitert durchhängende Kampfgefährten auf, ermutigt zum Träumen, schiebt eine Menge an und schläft gut, wenn seine Originalität gewürdigt wird. Andernfalls beschwert er sich, wie es der Lebensflaneur Casanova tat, mitten in der Nacht bei jemandem, der extra dafür geweckt werden muss.

Allerdings ist sein Schlaf so unzuverlässig wie seine Anwesenheit. Weil er sich für unbürgerlich hält, schlummert er am besten, wenn andere mit handfesten Tätigkeiten beginnen. Also wenn die Streikposten ihre Position einnehmen oder die Fabrikbesetzer die Türen vernageln oder die besungenen Arbeiter aufstehen müssen. »Um die Stunde trink ich mein Glas in der Stadt aus und schmeiße den Tabakstummel weg und schlafe beruhigt ein«, erklärte Brecht. Diese Haltung ist frech, doch sie sorgt auch für Entspannung. Aufstände, Rebellionen, Wider-

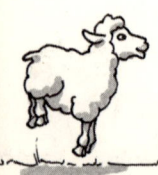
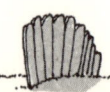

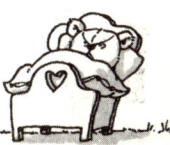

standsbewegungen werden häufig von humorarmen Apparatschiks befehligt. Lachen gilt nicht als Kampfmittel. Da ist es heilsam für alle, wenn ein schalkhafter Dissident die Führer ironisch unterläuft und die Ballons ihrer Ideologie anpikt.

Natürlich ist das Temperamentssache. Von Aristophanes über Voltaire bis Timothy Leary war und ist es den Eulenspiegeln unter den Wutbürgern nicht gegeben, ein Schwert oder nur eine Pflugschar zur Hand zu nehmen. Sie untergraben die herrschenden Verhältnisse lieber auf die subtile Art, auch wenn das niemand mitkriegt. Sie sind zu sehr der Lust und dem Leben hingegeben, als dass sie den Kopf hinhalten. Wenn ein Löwe ihn auf einen Baum jage, hat Konfuzius wissen lassen, dann genieße er eben die Aussicht von oben. Auf diese Weise zu überleben und sich mit der Macht zu arrangieren, das mag man Feigheit nennen oder List der Vernunft; es ist jedenfalls nicht erlernt und darum auch nicht verlernbar, es liegt im Charakter. Spaßguerilleros nehmen

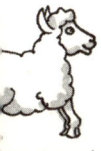

keinen Revolver in die Hand, höchstens eine Spiel-
zeugpistole mit Zaubertinte. Nur im Stillen macht
es ihnen zu schaffen, dass sie weniger mutig sind als
andere und weniger klar Stellung beziehen. Und dass
sie zwecks Schmerzvermeidung jede ernsthafte Aus-
einandersetzung umgehen, das nährt bisweilen einen
stillen Groll, der den Schlaf nachhaltig stört.

Giacomo Casanova war die ideale Verkörperung
so eines Gutwetter-Revolutionärs. Je nach Opportu-
nität erfand er sich verschiedene Lebensläufe, Namen
und Adelstitel, rebellierte gegen die obrigkeitsstaat-
liche Inquisition und arbeitete anschließend für sie,
wurde verhaftet wegen Schmähungen gegen die Religion, ließ sich jedoch von Papst Benedikt XIV. für
geistreiche Plaudereien auszeichnen und von dessen
Nachfolger zum Ritter ernennen, er verfasste Schriften gegen die Geldwirtschaft und gehörte dann zu
den Miterfindern und Profiteuren der französischen
Nationallotterie. Er machte alles und das Gegenteil
von allem, keine Weltanschauung war ihm fremd,

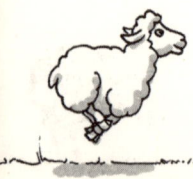
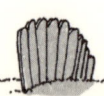

und er empfand sich dabei durchgängig als origineller Rebell. Die zeitgenössischen Aufständischen gegen den Klerus und gegen die Monarchie hatten in ihm einen gewandten Gefährten, allerdings einen, auf den sie nicht bauen konnten. Casanova hat erotische Abenteuer als Voraussetzung für glücklichen Schlaf angepriesen; als sie mit den Jahren seltener wurden, bekam sein Schlaf Löcher.

Im Rentenalter, als fest angestellter Bibliothekar des Grafen Waldstein, wurde der schlaflose Casanova zum Nörgler. Er beschwerte sich über das Essen und den Kaffee, über eine zu heiße oder zu kalte Suppe, über unhöfliche Diener und arrogante Herrschaften, über Zuhörer, die seinen Darbietungen nicht respektvoll lauschten, über Gäste, die bei seinem Anblick kicherten, über undichte Fenster und feuchte Räume. Einem Onkel des Grafen Waldstein verdanken wir die Beobachtung, dass Casanova dann ein wundersames Schlafmittel fand, das sich glänzend für alle eignet, die sich für revolutionär und be-

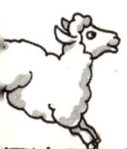
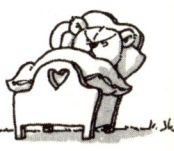

sonders halten: Er schrieb seine Memoiren. Und das verschaffte ihm schließlich doch noch gute Laune. Es ließ ihn in zugigen und schwer beheizbaren Zimmern erholsam schlafen. Die elegante Selbstrechtfertigung einschließlich milder Überhöhung und großzügigem Umgang mit Fakten ermöglichte dem Meister überdies zum ersten Mal im Leben, langfristig einer Sache treu zu bleiben, viele Jahre lang und, je nach Inspiration, bis zu neun Stunden am Tag. Die amerikanische National Sleep Association empfiehlt so eine freundliche Selbstbespiegelung allen, die im Bewusstsein der Besonderheit leben. Im autobiographischen Schreiben erfüllt sich der Wunsch nach Anerkennung. Der Autor kann beruhigt zu Bett gehen in der Gewissheit, dass die Nachwelt sich in Respekt neigen und beim Lesen die Augen reiben wird: Was für ein Ausnahmemensch!

Die heimliche Furcht vor der eigenen Bedeutungslosigkeit ist ein verschwiegener Antrieb dieser ewig Suchenden, deren Visionen so großartig sind und

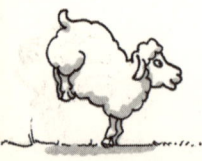
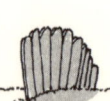

deren realer Aufstand sich oft im Schabernack erschöpft. Heimlich vergleichen sie sich mit den ernsthaften Naturen, die den Schmerz nicht meiden, die ihre Versprechen einlösen, die dem Leiden standhalten und ihre Vorhaben zu Ende führen. Solche Vergleiche, von einem Vorwurf ausgelöst, schüren das schlafstörende Unbehagen, das Leben nicht ernst genug zu nehmen oder nicht tief genug zu fühlen. Dann ist es beruhigend, achtbare Bundesgenossen zu haben wie Federico Fellini. Er erklärte die Visionäre zu den wahren Realisten. Oder Pater-Brown-Erfinder Gilbert Chesterton. Er nannte die Phantasie die einzige Waffe gegen die Wirklichkeit. Oder Peter Ustinov: Es gebe nicht den geringsten Anhaltspunkt dafür, dass das Leben ernst gemeint sei. Und, immer wieder Voltaire zugeschrieben, in Wahrheit aber wohl vom amerikanischen Weisheitsfreund Henry Mencken: Gott ist ein Komödiant, der vor einem Publikum spielt, das sich nicht zu lachen traut. Mit Gott meint so ein Philosoph in erster Linie sich selbst.

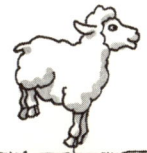
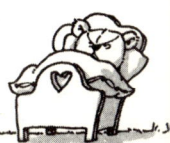

Der Entertainer unter den Wutbürgern fühlt sich tatsächlich wie in einem großen Theater, zumindest möchte er sich so fühlen. Er kommt sich vor wie ein Schauspieler und bleibt unsicher, was denn nun sein eigener wahrer Kern ist, falls es den gibt, und was das Ganze überhaupt soll. Weil er ein spielfreudiger Revolutionär in Permanenz ist, entdeckt er aber immer einen neuen Sinn und ahnt, dass es einen letzten, umfassenden wohl nicht gibt. Herrscher wechseln, Paradigmen wechseln, Ideologien wechseln; es läuft auf nichts hinaus; Grundlegendes ändert sich dabei nicht. »Von diesen Städten wird bleiben, der durch sie hindurchging, der Wind«, prophezeite Brecht – mit erkennbaren Sympathien für den Wind, der überall wehen darf. Dass jegliche Entwicklung letzten Endes kein Ziel hat, das empfinden die Harlekine aller Revolten als beruhigend. Denn damit schrumpfen die kleinen Handlungen des Alltags zur Bedeutungslosigkeit.

Peter Ustinov hat einmal von seinem Lieblingsbild

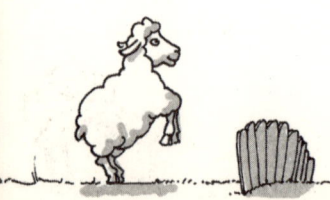

vor dem Einschlafen erzählt: Er zoome sich empor an die Zimmerdecke, dann über das Dach seines Hauses, über seine Straße, seine Stadt, fühle sich dabei wie in einem aufsteigenden Ballon, von sanften Lüften umspielt, alles bei Sonne mit vorübertreibenden frischen Wölkchen, und dann noch höher, über das ganze Land und den Kontinent und das Meer, dabei schlafe er meist schon ein, andernfalls weiter hinauf über den Globus, die Erde, zum Mond. Anderen mag so eine Vision den Schlaf rauben. Für diejenigen, die lieber das Ganze im Blick haben, als sich um Details zu kümmern, ist so ein Aufstieg herrlich. Übrigens ist er dem Trip des kleinen Häwelmanns verwandt. Dessen von Storm erdachte nächtliche Reise im Stubenwagen endet auch erst in der Milchstraße.

Die Nichtigkeit der Welt ist für andere Charaktere erschreckend. Für die Generalisten ist sie die Rechtfertigung dafür, dass sie sich über ihre Rolle als Spaßmacher hinaus nicht engagieren müssen.

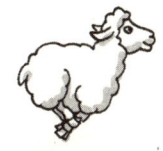
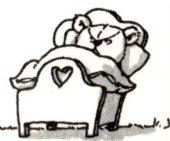

Die Welt ändere sich eh nicht, lautet das Resümee, das Wilhelm Busch gezogen hat, als die Entlassung Bismarcks den Staat und Europa erschütterte. »Jeder schimpfte und schacherte und scharwenzelte so weiter und spielte Skat und Klavier und leerte sein Schöppchen, genau wie vorher, und der große Allerweltskarren rollte die Straße entlang, ohne merklich zu knarren, als wär' er mit Talg geschmiert. Die Welt ist wie Brei. Zieht man den Löffel heraus, und wär's der größte, gleich klappt die Geschichte wieder zusammen, als wenn gar nichts passiert wäre.«

Busch rauchte, wie Brecht oder Bill Clinton, seine Abendzigarre, schlürfte seinen Rotwein, und falls ihm das nicht genügend Schlafmüdigkeit verliehen hatte, wanderte er im Bett liegend – einer damals populären Methode folgend – in Gedanken durch das Alphabet. So ähnlich wie beim Stadt-Land-Fluss-Spiel, jedoch jeweils nur einer Kategorie huldigend: Ich denke an ein Tier mit A, ein Tier mit B, ein Tier mit C, ein Tier mit E, ein Tier mit F

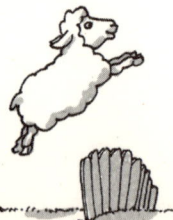

und so fort; dann eine Stadt mit A, eine Stadt mit B, eine Stadt mit C; einen Freund mit A, einen Freund mit B … Für Buschs Zeichnungen war das eine inspirierende Übung, vorrangig jedoch diente es dem Einschlafen.

Wilhelm Busch ist der Erfinder der Spaßguerilla. Seine berühmtesten Helden taten das, was später Fritz Teufel und seine Freunde taten: Sie spielten den übermächtigen Autoritäten Streiche. Einen Steg ansägen, jemanden nass spritzen, Käfer ins Bett schmuggeln oder einen Farbbeutel werfen, Hühner angeln oder eine Puddingbombe explodieren lassen, für die Spaßrevolutionäre von Max und Moritz bis Fritz Teufel ist das »die aktuelle Form des Klassenkampfes«. Teufel besprühte einen Minister mit Tinte und bekam dafür den »Wolfgang-Neuss-Preis für Zivilcourage«. Charmantes Schwindlertum wird selten als couragiert empfunden. In seiner Dankesrede rang sich der Gekrönte zu einem ehrlichen Bekenntnis durch: »Dank gilt meinen ungeborenen, unge-

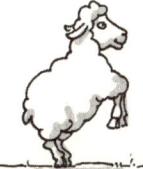
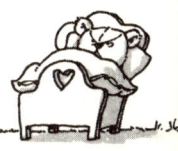

zeugten Kindern, die mir ein Leben in Luxus und Freude ermöglichen.«

Gut gesagt: Ein Leben in Luxus und Freude, darauf kommt es den Flaneuren und wutbürgerlichen Possenreißern letzten Endes an. Nur wird es selten offen ausgesprochen. Skeptische Ohren vernehmen in Teufels Dank auch einen Unterton der Reue – aus dem Gefühl, etwas verpasst zu haben. So ein Gefühl kann einen Leichtfuß nachts aufschrecken lassen oder ihm ganz und gar den Schlaf vermasseln. Wie Fritz Teufel sich Müdigkeit verschaffte, ist bekannt: Er fuhr Fahrrad bis zur Entkräftung. Der leicht zerknirschte Unterton ist übrigens auch dem autobiographischen Rückblick Wilhelm Buschs eigen; er bedauerte, dass seine Satire vom Heiligen Antonius zum Zerwürfnis mit der Kirche geführt hatte. Ähnliche Reue klingt aus Fellinis Begründung für die späte Rückwendung zur Religion: Er habe wohl etwas übersehen und nicht tief genug empfunden.

Alle Spaßmacher unter den Rebellen beschleicht

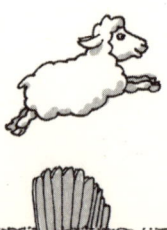

früher oder später das Gefühl, sie verpassten etwas. Und tatsächlich verpassen sie ja das, was sie ihrem Temperament nach vermeiden: Hingabe, Verantwortung, Intensität. Das Streben, sich stets leicht zu fühlen und jenseits des Leides zu bleiben, lässt sie ernsteren Konflikten ausweichen. »Wer offen in die Konfrontation geht, hat sich später nichts vorzuwerfen«, erkannte der selbsternannte Psychiatrierebell Timothy Leary. »Wer die Konfrontation vermeidet, sammelt Groll an.« Leary sprach von sich selbst. Weil der Comedian unter den Wutbürgern ein Ende mit Schrecken fürchtet, handelt er sich den Schrecken ohne Ende ein. Furcht begleitet den Homo ludens und zerfrisst seinen Schlaf.

Ein einfacher Weg, quälende Grübeleien im Dunkeln zu vermeiden, ist das beherzte Aufstehen und Arbeiten. Brecht, Schlingensief, Fellini hatten völlig unregelmäßige Schlafgewohnheiten. Voltaire erhob sich, wenn der Schlaf sich ihm entzog, begab sich ans Pult und begann zu schreiben. Unfassbare sieben-

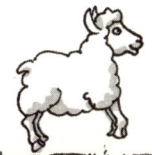

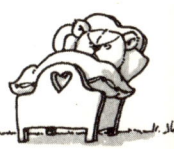

hundert Werke sind so entstanden. Dasselbe gilt für den frohen Zyniker Ambrose Bierce. ›Des Teufels Wörterbuch‹ – ein wunderbares Schlafmittel für verwandte Geister – ist die Frucht wacher Nächte.

Timothy Leary begann in der pillenseligen Ära vor fünfzig Jahren mit Schlafmitteln und anderen Drogen zu experimentieren. Was er als psychedelische Rebellion gegen die herrschenden Gesellschaftsbedingungen propagierte, geriet dem begeisterten Harvard-Professor bald zum privaten Trip, wenn es das nicht von Anfang an gewesen war. Seine Flucht aus der Inhaftierung zu mexikanischen Aufständischen, dann zu Exilanten der Black Panther in Algerien und schließlich zu afghanischen Rebellen war bunt und wirr und endete folgerichtig damit, dass seine Asche zu ewiger Ruhe in den Weltraum geschossen wurde. Es ist nicht einfach mit der Ruhe der Schmerzvermeider. Learys Zeitgenosse Bhagwan Shree Rajneesh, später Osho genannt, der Scherzkeks unter den spirituellen Revolutionären, sammelte

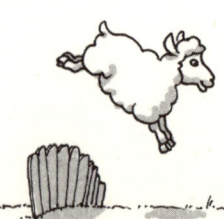

einen großen Teil von Learys trauernden Anhängern auf. Er selbst, der Erleuchtete, nahm in den Jahren der Erschöpfung seine Zuflucht zu Lachgas.

Die Clowns und Narren unter den Rebellen brauchen jederzeit nutzbare Fluchtfahrzeuge. Nina Hagen hat jahrelang vergeblich auf Ufos gewartet. Dann hat sie die entrückende Wirkung vedischer Mantren entdeckt, voran des Gayatri Mantras, das auf YouTube in etlichen Versionen zu hören ist; einige davon sind auf Anhieb einschläfernd. Nina Hagen hat obendrein das Shakti Mudra für gesunden Schlaf erlernt. Mudras sind Fingerhaltungen; beim Shakti Mudra werden die beiden Ringfinger aneinandergelegt und die anderen Finger locker über die nach innen gelegten Daumen gebeugt. Im ersten Moment scheint es nicht einfach; mit ein wenig Übung ist es verblüffend einschläfernd.

Die Godmother of Punk hat dann das Christentum entdeckt und sich taufen lassen und betet bis auf Weiteres nachts zu ihrem »Personal Jesus«.

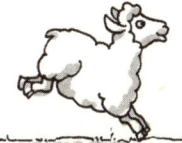
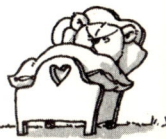

Wenn der Glaube fest genug ist, steht dem vertrauensvollen Einschlafen nichts im Wege. Falls er von Zweifeln durchbohrt ist, hilft ein Blick auf Ninas Website. Die Fülle an Predigten und missionarischen Aufforderungen dort, gegen Kinderarmut und für das Träumen, gegen die Angst und für die Bürgerrechte, gegen Pornographie und Atomkraft, für Opferentschädigung und Martin Luther King, stetig wechselnd und in ihrer Grundrichtung austauschbar, immer bunt und blinkend, all das aus der großen Wundertüte der Rebellion mit dem bunten Puffreis des Humors kann gar nichts anderes als gute Laune machen. Nina Hagens Seite ist eine der herrlichsten im Web und für närrische Seelenverwandte ein köstliches Einschlafmittel. Sonst tun es auch Gedichte von Brecht oder eine Bildergeschichte von Wilhelm Busch.

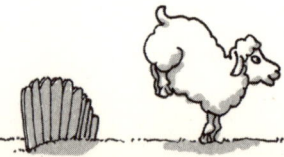

Lust auf Rache von Spartakus bis Julian Assange

Schlecht schläft der Unversöhnte, notierte Friedrich Nietzsche. Auf ihn traf das zu. Es gilt für die meisten Schlafsuchenden. Ein Streit, der bei Tag nicht beigelegt wurde, hält wach. Eine vorwurfsvolle Mail, spät gelesen, sorgt für Verdruss; der Beschwerdezettel eines Nachbarn löst Groll aus; vielleicht hat außerdem die eigene Mutter die Mailbox besprochen mit der Mitteilung, sie sei noch am Leben und dürfe gerne mal wieder besucht werden.

Schade, dass der Schlafsuchende sich nicht zurückhalten konnte und die Nachricht abhörte, den Zettel aus dem Briefkasten fischte, die Mail las. Nun hat sich ein Konflikt eingenistet. Klärung ist um die späte Stunde nicht möglich. Körper und Geist geraten in eine wache Alarmstimmung; das stein-

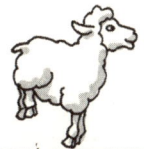
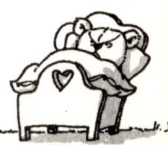

zeitliche Erbgut will es so. Aufgestörte Hormone der Kampfbereitschaft besiegen die Botenstoffe des Schlafs. Der Tag klingt nicht friedlich aus, das eigene Gewissen reicht nicht als Ruhekissen. Unversöhnt schläft schlecht.

Gilt das immer? Nein. Der bedeutendste Spirituosengroßhändler in der Geschichte Chicagos, Al Capone, schnarchte selbstgefällig, wenn ihm am folgenden Tag ein mörderischer Rachefeldzug bevorstand. Das berichtet seine Großnichte Deirdre Marie. Sie wagt auch eine Vermutung, warum den bösen Onkel der gute Schlaf nicht verließ. Onkel Al habe sich von der unerschütterlichen Überzeugung getragen gefühlt, Gott sei auf seiner Seite. Sein Credo hieß: »Ich bin gerecht.« Tödliche Vergeltungsschläge fügten sich nahtlos in diese Überzeugung. Lediglich versäumte Rachegelegenheiten raubten dem Mafioso den Schlaf. Der erfolgreiche Rächer O. J. Simpson blieb zur Verwunderung der Gerichtsreporter während des Mordprozesses gegen ihn keineswegs

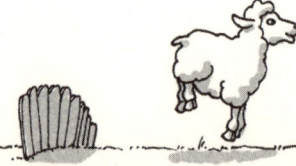

wach. Mehrfach nickte er auf der Anklagebank ein. Aus Langweile? In einer Art Flucht vor der Wirklichkeit? Möglich. Doch auch O. J. hat stets betont, er sei »righteous«, ein rechtschaffener Mensch. In so ein Selbstbild passt die Vergeltung. Sie ist sogar eine notwendige Voraussetzung für behagliche Zufriedenheit. Das Ausmalen einer gelungenen Rache kann einschläfernd sein.

Jean-Michel Cousteau, der Sohn des Tauchers Jacques Cousteau, hat auf seiner Expedition nach Papua-Neuguinea herausgefunden, dass die Eingeborenen der Hochlandstämme gelassen schlummern, wenn am folgenden Tag ein Gemetzel bevorsteht. Dass sie andererseits nervös werden, wenn Frieden sich breitmacht. Wenn die Harmonie paradiesisch zu werden droht, wird kurzerhand eine alte Fehde mit dem benachbarten Stamm aufgefrischt. Dazu reicht der Diebstahl eines Schweins. Alsbald rufen beide Seiten zum Waffengang. In der Vorfreude auf die Schlacht kommen die Krieger zur Ruhe. Einer

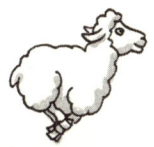
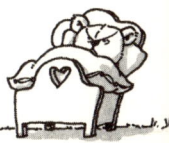

von ihnen ist durch ein Porträtfoto zu Ruhm gelangt: Willy the Huli. Auf dem preisgekrönten Bild eines australischen Fotografen liegt Warrior Willy schlafbereit mit dem Speer in der Linken und einem Schädel unter der rechten Hand. Den Schädel hat er einem Feind persönlich abgeschlagen und dann ökologisch nachhaltig präpariert. Das Andenken verhilft ihm zu guten Träumen. Ein Teddybär wäre nichts für den Mann. Er lebt, wie sein Volk, im Einklang mit der Natur. Wir, die wir entfremdet sind, dürfen unserem Feind nicht den Kopf abschlagen. Mit einem präparierten Schädel auf dem Nachttisch würden wir, naturfern wie wir sind, vermutlich auch erst nach einer gewissen Eingewöhnungszeit Schlaf finden.

Immerhin ist mir eine Kollegin bekannt, eine schwarzhumorige Satirikerin in Berlin, von deren Schlafzimmerschrank ein hohläugiger Schädel leuchtet. Uneingeweihten Besuchern erklärt sie, es sei der Schädel eines früheren Liebhabers. In Wahrheit han-

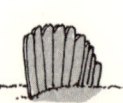
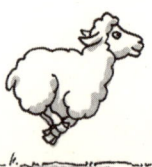

delt es sich um ein anatomisches Modell aus stabilem Kunststoff. Eine feige Nachahmung also, doch der Blick darauf verhilft ihr zur Nachtruhe. Die Probleme des Tages schrumpften angesichts dieses Symbols, behauptet sie, die Perspektive auf die Nichtigkeit allen Seins öffne dem Schlummer die Tür. Klingt hochtrabend, lässt sich aber ausprobieren. Ein fabrikneues Schädelmodell mit zwei vollständigen Zahnreihen ist für fünfzig Euro zu haben. Das Etikett mit dem Namen des verflossenen Liebhabers wird selbst hergestellt und an gut sichtbarer Stelle befestigt.

Rachegedanken können förderlich sein. Selbst mit düstersten Aussichten ist guter Schlaf möglich. Unversöhnt. In der Fehde, im Rosenkrieg, am Abend vor dem Prozess, in der Nacht vor der Prüfung, sogar vor dem Todesurteil. Zur Zeit der Monarchie untersuchte der österreichische Fechtlehrer Gustav Hergsell den Schlaf von Duellanten. Ein Drittel von ihnen schlief in der Nacht vor der Begegnung überhaupt nicht, ein Drittel unruhig, das

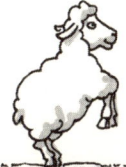
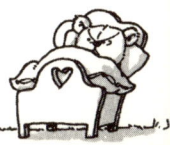

letzte Drittel jedoch tief und fest. Für den Erfolg im Morgengrauen ließen sich daraus keine Schlüsse ziehen. Häufig bewiesen die Schlaflosen die bessere Konzentrationsfähigkeit. Eine durchwachte Nacht schadet nicht zwangsläufig dcr Klarheit am Tag. Das ist schon mal beruhigend.

Den Fechtmeister interessierten jedoch die Schläfer. Wie hatten sie das hingekriegt? Hatten sie gezecht? Doch, ja, fast die Hälfte der Tiefschläfer hatte sich am Abend vor dem Duell den Frieden des Vergessens angetrunken. Die Erfolgsaussichten am folgenden Morgen wurden dadurch eher gesenkt. Bleibt die Gruppe, die auf unschädliche Weise schlaftrunken wurde. Einige, fand Hergsell heraus, hatten ihren Frieden im Gebet gefunden und ihre Seele vorsorglich Gott anempfohlen. Andere hatten sich in ausgiebigen Gesprächen mit Freunden ihrer Furcht entledigt. Wieder andere hatten sich müde geturnt mit den damals geläufigen Übungen des Friedrich Ludwig Jahn, die zum Abbau von Stress-

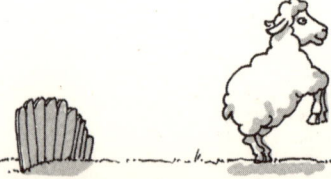

hormonen so gut taugten wie heute Laufen, Schwimmen, Radfahren. Dann gab es solche, die für den Fall des endgültigen Abschieds lange Briefe geschrieben hatten, worin sie einiges gestanden, anderes rechtfertigten, in denen sie sich bei Freunden, Geschwistern, Eltern bedankten, Gefährten um Verzeihung baten und schließlich auch sich selbst vergaben. Und es gab solche, die am Vorabend getobt und gebrüllt hatten, auf der Straße, im Keller ihres Hauses, unter der Eisenbahnbrücke, im Wald, häufig »auf unbotmäßige Weise«, doch nach dieser Raserei waren sie in Schlaf gesunken.

Beten, Reden, Turnen, Schreiben, Danken, Verzeihen, Vergeben, Toben und Brüllen: das sind kostbare Tipps für alle, die vor einem Tag, an dem es ums Überleben geht, nicht gleich in die Tiefschlafphase gelangen, also vor der Führerscheinprüfung, dem Einstellungsgespräch oder der Eheschließung. Es gibt Therapeuten, die aus dem Aufschreiben und Verzeihen eine eigene Methode entwickeln, die so-

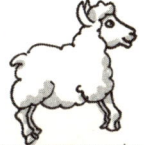
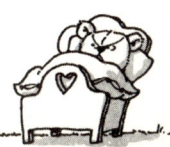

gar das Danksagen in ein Zwölf-Schritte-Programm verwandeln und als eingetragene Marke schützen lassen. Oder Veranstalter, die eine solide Raserei im geregelten Rahmen anbieten und dafür Eintrittsgeld verlangen; wird dazu Musik aufgelegt, heißt die Chose »Dynamische Meditation«. So etwas ist hilfreich für alle, die es organisiert mögen. Der Erfolg besteht in jedem Fall im Auflösen der zermürbenden Gedanken.

Indes findet man auch den Kämpfertypus, der von zermürbenden Gedanken verschont bleibt, weil er das Gefecht von Natur aus liebt. Dazu gehören die Krieger der steinzeitlich lebenden Stämme. Ihnen hilft die Tradition ihrer Völker, der zufolge nicht die Rache, sondern das Vergeben und Vergessen ein Verbrechen darstellt. Ihr traditioneller Kodex fordert einen Ausgleich, häufig einen tödlichen. In ehrenwerten Gesellschaften und Familien wird diese Tradition bis heute aufrechterhalten. Das Gefühl erlaubter Rache glüht in vielen Protagonisten der

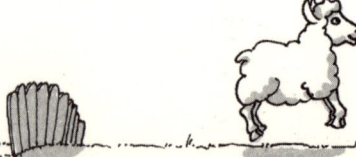

wutbürgerlichen Bewegungen, ideologisch verbrämt auch in jenen Anführern, die mit erhobener Faust voranschreiten. Jede Bewegung braucht mindestens eine Identifikationsfigur. So ein Held gibt das Motto aus: »Wenn es keinen Weg gibt, dann schaffen wir uns einen«, wie der *Direct-Action*-Protagonist David Graeber. Oder ruft der Menschenmenge zu: »Ich liebe euch!«, wie einst Erich Mielke und jetzt gerade Naomi Klein, beide auf ihre Art Gegner der Globalisierung. Diese Krieger sind edel und gerecht oder fühlen sich wenigstens so, sie sehen sich als Berufene – und dieses Selbstbild fördert erholsamen Schlaf.

Als der Londoner Reporter Patrick Forbes das Landhaus aufsuchte, in dem Julian Assange unter Hausarrest stand, traf er einen überraschend heiteren und gelassenen Mann. Der Wikileaks-Gründer, zu diesem Zeitpunkt von Freunden und Mitarbeitern im Streit geschieden, von den wichtigsten Unterstützern verlassen, vom eigenen Anwalt verklagt, bankrott und im Visier verschiedener Strafbehör-

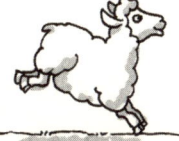
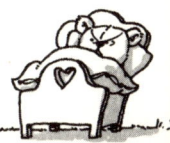

den, wirkte entspannt, charmant und ausgeschlafen. Mitten im Unfrieden mit allen, war er im Frieden mit sich selbst. Er wähnte sich als Widerstandskämpfer gegen Tyrannei und Repression, auserwählt zum Kampf gegen multinationale Verschwörungen, kurz zum Rachefeldzug »gegen die stärksten Feinde der Liebe«. Unversöhnt und unversöhnlich schlief er gut, getragen vom Glauben an seine Mission. »Es gibt nichts, was ich hätte anders machen können«, erzählte er dem Reporter, und in dessen Ohren klang das so, als sei für Assange alles zwangsläufig so gelaufen oder von einer Gottheit so eingerichtet. Ist es womöglich auch. Wer den berühmtesten Glaubenssatz eines Wutbürgers zutiefst nachempfinden kann: »Hier stehe ich, ich kann nicht anders«, hat seinen Frieden und schläft gut, egal welche Feinde sich auf der anderen Seite versammeln.

Die Kämpfer gegen eine imaginierte oder reale Tyrannei können ihre Ahnenreihe zurückverfolgen bis zu Spartakus und damit Werbung machen, wenn

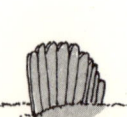
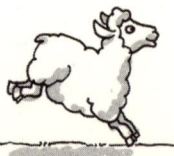

auch nur so lange, bis sie selbst zu Tyrannen geworden sind. Spartakus war ein Sklave, der sich gegen die Globalisierungsmacht Rom erhob und ein Heer um sich scharte aus befreiten Sklaven und landlosen Knechten. Ausgebildet als Kämpfer, von Damen verehrt, als Showman so begabt wie ein heutiger Wrestler, war er zum Star der Gladiatorenschule aufgestiegen, aus der er dann floh. Dass er obendrein rhetorisch begabt war, machte ihn zum idealen Führer, zum kraftstrotzenden Boss und vergötterten Vater seiner Kampfgenossen, denen er, als früher Gegner der Geldwirtschaft, den Besitz von Gold und Silber verbot.

So berichtet es der Historiker Plutarch, der auch über die Ehe des Spartakus etwas durchblicken lässt (seine Frau habe als Hellseherin zum Erfolg beigetragen) und über die Schlafkunst des Helden. Spartakus sei in der Lage gewesen, überall und sofort einzuschlummern, auch im Stehen, sogar beim Marschieren. Das erinnert an die Legenden um Na-

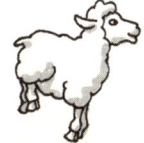
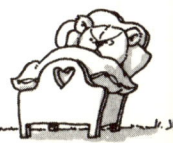

poleon, wird jedoch glaubwürdig, wenn man sich mit dem Leiter eines 24-Stunden-Fitnesscenters unterhält. Es klingt phantastisch: Leute, die nachts auf ein Indoor Cycle steigen, schlafen ein und treten trotzdem weiter. Für ein fest stehendes Bike gibt es keinen Gegenverkehr und auch sonst kein Hindernis. Erst also schließen diese Nachtsportler behaglich die Augen, während sie die Pedale geruhsam kreisen lassen, die Arme entspannt auf den Lenker gestützt. Dann driften sie weg, kehren nach einem Sekundenschlaf wieder ins Wachbewusstsein, registrieren, dass sie in Sicherheit sind, schlafen tiefer ein, nun auch länger, und treten dabei weiter und weiter und immer weiter. Nicht alle, aber einige. Diejenigen, können wir annehmen, die auch schlummernd marschieren könnten, etwa an der Spitze eines Aufstands der Anständigen.

Che Guevara schlief an einen Baum gelehnt oder auf eine gesicherte Waffe gestützt. Er war ein begabter Pausenschläfer. Das gilt für viele Soldaten und

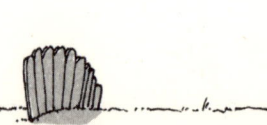
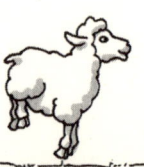

manchmal auch für Ordensträger am Schreibtisch. Robespierre benötigte kein Schlafzimmer; Schlafzimmer fand er dekadent und eines Revolutionärs unwürdig. Er schlummerte im Sitzen und wechselte allenfalls mal den Raum, wenn die Umgebung dem Einnicken hinderlich schien. Dieser Vollstrecker war so unversöhnlich wie Che und wie Spartakus und schlief trotzdem – in der Gewissheit, die Rache an den Ausbeutern geschehe im Einklang mit einer höheren Vernunft, mit dem Willen der Geschichte. Das heißt etwas angesichts der Zahl der Hinrichtungen, die Robespierre befehligte, bis zu siebenhundert im Monat, doch aus seiner Sicht war jedes Sausen des Fallbeils eine gemeinnützige Wohltat. Tugend ohne Terror, ließ er wissen, bleibe wirkungslos. Das ist bis heute das Credo jedes Machtpolitikers, wenngleich sich allenfalls Fußballtrainer offen dazu bekennen. Ob so ein Machthaber an der Spitze eines Konzerns oder Trainerstabes steht oder eine Rebellion von Benachteiligten der Zeitenwende entgegenführt, ist

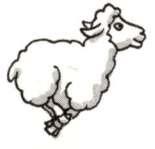
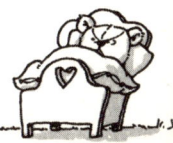

eher dem biographischen Zufall geschuldet als einer bewussten Entscheidung. Für die Schlafgewohnheiten macht es keinen Unterschied.

Carlos Slim, seit etlichen Jahren reichster Mann der Welt, ist heimlicher Besitzer des Staates Mexiko mit Ausnahme von dessen Schulden. Er gilt als kompromisslos und bricht alle Regeln, die nicht von ihm selbst geschaffen wurden. Seinen Zorn tobt er aus. Er ist ein Zwischendurchschläfer wie ein berühmter Landsmann, der ihm in vielem verblüffend glich: Emiliano Zapata, der sich einst an die Spitze einer Armee besitzloser Arbeiter setzte. Beide, Kapitalist heute und Antikapitalist vor hundert Jahren, fühlten sich ihren indianischen Vorfahren verpflichtet. Hatten sie genügend Wut in die Welt geschleudert, suchten sie Erholung nach schamanischer Art. Beide nutzten magische Traumfänger (federnbehängte runde Netze, in denen schlechte Träume hängen bleiben, während gute durchkommen), beide pflegten Kontakt mit den Geistern der Ahnen. Um deren friedvollen

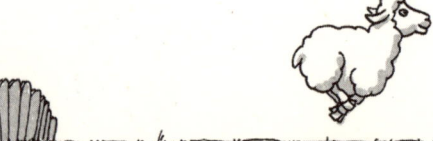

Segen zu empfangen, stützten sie den Kopf schama-
nisch in die Hände. Die Arme sind dabei gekreuzt.
Von Zapata gibt es Fotos in dieser Haltung, Carlos
Slim ist ebenfalls darauf gekommen: Die linke Hand
stützt die rechte Hälfte der Stirn, die rechte Hand die
linke Hälfte. Für Bleichgesichter scheint das Nach-
ahmen schwierig, doch wenn die Haltung gelingt,
führt sie eigentümlich schnell zur Ruhe. Fachleute
der Gehirnhälftenforschung wollen ermittelt haben,
dass die Hemisphären auf diese Weise synchronisiert
werden. Das harmonisiere Geist und Körper. Seriös
nachgewiesen ist es nicht, muss es ja auch nicht,
wenn es nur zu Schlaf und Erholung führt.

Entfernt erinnert diese Haltung an ein Gebet. Sie
ist ein Bild der Ergebenheit. Was hier in Demut erwartet wird, ist der Schlaf. Der Schlaf ist eine höhere
Macht als der Verstand. In antiken Zeiten wurde er
deshalb als Gott verehrt. Schlaf sei das einzig Anbe-
tungswürdige, was sie in ihrem Leben kennengelernt
habe, hat die zornmütige Indira Gandhi erklärt,

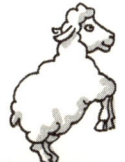
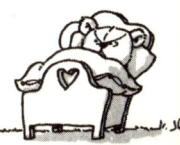

der die hinduistischen Götter gleichgültig waren. Und der radikale Führer der amerikanischen Bürgerrechtsbewegung in den 1960er Jahren, Malcolm X, der sich vorgenommen hatte, gründlich Rache zu nehmen für drei Jahrhunderte Sklaverei, eröffnete seinen erstaunten Anhängern: Erst nachdem er gelernt habe, auf die Knie zu fallen, habe er innerlich Ruhe gefunden und sei zur wahren Stärke gelangt. Die Knie auch nur ein wenig zu beugen, habe ihn eine Woche der Übung gekostet, ihn, der Nachgiebigkeit und Schwäche verachte.

Der Verstand leistet Widerstand, Schlaf erfordert Hingabe. Deshalb ist mitternächtliche Demut auch den Cholerikern nicht fremd, den Anführern und den Bossen, die alles kontrollieren wollen und an der Schwelle zum Schlaf die Kontrolle abtreten müssen und es auch dankbar tun. Das Wüten des bitterbösen Friederich im ›Struwwelpeter‹ endet nicht zufällig mit dem Bild des ausgetobten Wüterichs im Bett. Seine Peitsche hat er abgegeben, das Abendessen

überlässt er dem Hund; er schläft nun lieber. Eine seiner neuzeitlichen Inkarnationen heißt Julius von Bismarck, ein Künstler, der wütende Energie ab-arbeitet, indem er zur Peitsche greift. Er peitscht nicht sein Gretchen, sondern viel spektakulärer den Sockel der Jesusstatue in Rio oder ausgewählte Gipfel der Alpen. Auf Fotos und Videos sieht das auf den ersten Blick ebenso großartig wie widersinnig aus, es ist, wie der Künstler erläutert, »der Mensch in der Revolte« schlechthin. Vergeblich ist diese Revolte nicht. Sie leitet überschüssiges Adrenalin ab und bringt zählbare Erträge; die Fotos von den wütenden Aktionen werden zu fairen Preisen gehandelt.

Zum Glück durfte ich während der Arbeit an diesem Buch ebenfalls so einen Menschen in der Revolte kennenlernen. Für die Entwicklung meines eigenen Wutbürgertums stimmt mich das zuversichtlich. Dieser Mann hat in Stuttgart »Schwabenstreiche« organisiert, lärmende rituelle Protestaktionen. Er ist

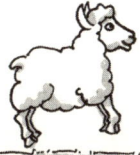
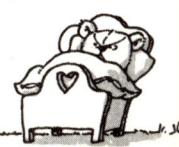

in Frankfurt gegen die Deutsche Bank zu Felde gezogen und im Wendland gegen den Atommüllexport. Weil ich die Ehre habe, weitläufig mit ihm verwandt zu sein, ist er meiner Einladung nach Hamburg gefolgt. Er hat sich mit mir das Gelände angesehen, auf dem die Deutsche Bahn den neuen Bahnhof Altona errichten will, der kein gemütlicher Kopfbahnhof mehr sein wird. Aus selbstsüchtigen Gründen bin ich gegen den neuen Bahnhof. Mein Cousin dritten Grades ist sowieso gegen alles. Er wird uns, die bislang ärmliche Schar der Bahnhofsgegner, unterstützen, und wahrscheinlich können wir weitere Kräfte aus Stuttgart nach Norden ziehen.

Als ich mit ihm in der Abenddämmerung über die Brachfläche streifte, auf der von einem früheren Rangiergelände noch die Schottertrassen aufgelassener Gleise zu sehen waren mit verwitterten Holzschwellen, rostigen Signalen und alte Weichen, alles überwuchert von struppigem Grün, und als wir uns mit Hilfe von Kopien aktueller Planungszeichnun-

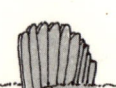
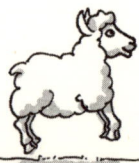

gen zu orientieren versuchten, rollte auf einem nahen Bahndamm ein Güterzug vorüber. Das Getöse war betäubend und großartig, unter unseren Sohlen zitterte die Erde. Gebannt starrte ich auf das donnernde Ungetüm. Mein Cousin begann zu schreien. Erschrocken wich ich ein paar Schritte zurück. Er trat gegen eine alte Weichenlaterne, dass das Glas splitterte, um kaputt zu machen, was ihn kaputt machte. Und er brüllte. Er brüllte gegen den Güterzug an, gegen dreißig, vierzig, fünfzig Waggons, röhrte und kreischte und stampfte dazu auf den Boden, so ohnmächtig und heroisch, wie der Peitschenkünstler die Alpen gezüchtigt hatte.

Mich erinnerte der Auftritt noch an einen anderen Helden: an Rumpelstilzchen. Der Märchenforscher Max Lüthi hat in tiefenpsychologischer Weisheit gezeigt, dass es dem Rumpelstilzchen viel besser ergangen wäre, hätte es einfach nur seinen wilden Tanz ums Feuer genossen, singend und stampfend, ganz und gar eins mit der sprühenden Energie – statt nach

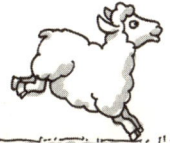
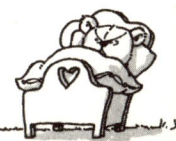

Gold und Kind zu verlangen, die seinem Dasein ohnehin nichts hätten hinzufügen können. Gute Idee. Mein wilder Cousin war ganz und gar eins mit der Energie des Zornes, und als der letzte Waggon vorbeigerollt war und die Schleppe des Grollens leiser wurde, schien der Sinn unseres rebellischen Streifzugs aufgebraucht. Wir wanderten nach Hause, wortkarg, still, er vermutlich ein wenig heiser. Daheim angekommen, begab er sich ins Gästezimmer, und wenig später hörte ich ihn schnarchen, kaum dass er sich hingelegt hatte. Ich dagegen blieb wach, aufgewühlt von dem sonderbaren Ereignis, zugleich sicher, einen erfahrenen Kämpfer gefunden zu haben. Und natürlich blieb ich wach, weil ich mich freute: auf viele schöne Jahre als Wutbürger und viele Nächte tiefen Schlafs.

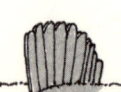
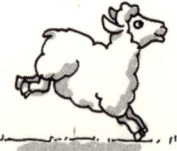

Meister der Schlaflosigkeit

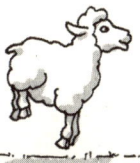
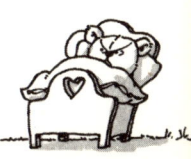

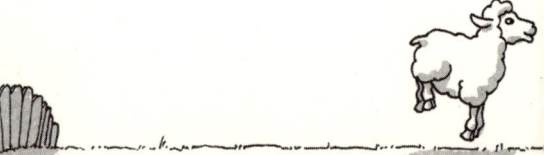

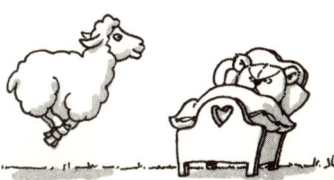

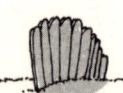
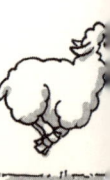

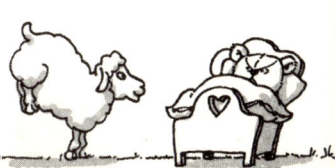

Verzeichnis der Schlummerrezepte

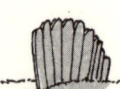
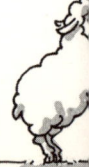

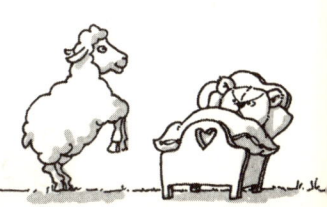

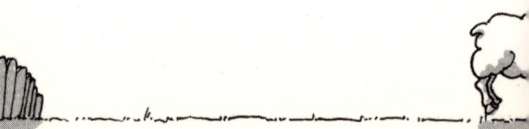
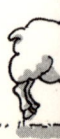

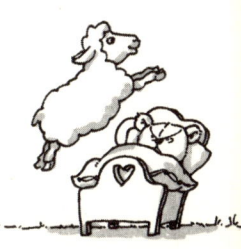

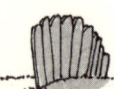

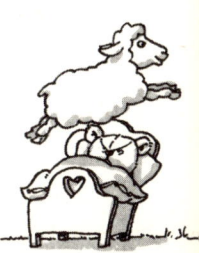

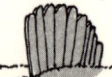